診断・対応のための

ADHD評価スケール
ADHD-RS【DSM準拠】

チェックリスト, 標準値とその臨床的解釈

著
ジョージ・J. デュポール
トーマス・J. パワー
アーサー・D. アナストポウロス
ロバート・リード

監修
市川宏伸　田中康雄

訳
坂本　律

明石書店

本書の文書，図表等は，株式会社明石書店もしくは第三者の著作物であり，著作権法に反して各権利者に無断で転載，複製，翻案，頒布，公衆通信等を行うことはできません。

JCOPY 〈出版者著作権管理機構 委託出版物〉
本書の無断複製は著作権法上での例外を除き禁じられています。複製される場合は、そのつど事前に、出版者著作権管理機構（電話 03-5244-5088、FAX 03-5244-5089、e-mail: info@jcopy.or.jp）の許諾を得てください。

ADHD RATING SCALE- IV:
Checklists, Norms, and Clinical Interpretation
by
George J. DuPaul, Thomas J. Power, Arthur D. Anastopoulos, and Robert Reid

Copyright © 1998 The Guilford Press
A Division of Guilford Publications, Inc.

Japanese translation published by arrangement with
Guilford Publications, Inc. through The English Agency (Japan) Ltd.

はじめに

　1950年代に，Minimal Brain Damage（MBD：微細脳機能損傷）という概念が国内に導入された。小児神経学の医師を中心に，不器用で，落ち着きがなく，集中できない子どもたちが注目され，なんらかの脳の微細な損傷が仮定されていた。当時の検査などでは損傷は確認されず，後に脳の何らかの機能障害として，Minimal Brain Dysfunction（MBD：微細脳機能不全）とされた。この症状を説明するために，神経心理学を中心に学習障害（Learning Disability：LD）という概念が提出され教育に導入された。一方で，精神科では操作的診断基準が導入され，DSM（Diagnostic and Statistical Manual of Mental Disorders：アメリカ精神医学会）では，ADD（Attention Deficit Disorder），ADDH（ADD with Hyperactivity）などの変遷があり，1994年のDSM-IVからは，不注意と多動・衝動性を主体とするADHD（Attention-Deficit/Hyperactivity Disorder）が診断に使用されるようになってきた。

　児童青年精神科の臨床現場では，20年ほど前から，不注意で，落ち着きがなく，カーッとなりやすい子どもたちが増加しはじめた。また，15年ほど前から教育現場では，知的水準は高いのに，学業成績が伴わない生徒が増加し，教育関係者に医療や心理の専門家も加わって「学習障害に関する協力者会議」が文部省で開催された。この当時，医療におけるDSMの学習障害（Learning Disorders：LD）概念は狭く，神経心理学における言語性学習障害（読む，書く，計算することの障害）概念に近かった。教育における学習障害概念では，習慣，常識，規範などがうまく理解できない非言語性の学習障害も含んでいた。平成11年夏に文部科学省から協力者会議の最終報告が出され，教育の学習障害概念も医療モデルに近づいた。同時に，教育にも非言語性学習概念を中心としたADHD概念が導入され，ADHDへの指導が論じられるようになった。この最終報告に基づいた方向でモデル事業などが行われ，平成19年度から特別支援教育が正式に実施に移されている。

　従来，教育現場では，「いかに集団行動がとれるか？」，「落ち着いて指示に従えるか？」が重視され，これができない子どもは注意や叱責の対象となっていた。このような一方的な指導・対応はADHDの子どもにはより混乱を招くだけで，かえって状況を悪化させることもあった。このような観点に立てば，ADHDの症状を早く見いだして診断し，その子どもにあった"短く，分かりやすく，はっきりとした"指導・対応を行う必要がある。一方で，ADHDが知られるにつれて，落ち着きがなかったり，カーっ

となる子どもがいると，すぐにADHDだとする過剰診断の傾向も見られている。また，不注意が中心のADHDの子どもは，表面的には目立たないため，ADHDが見過ごされることもある。

　精神科医療では，世界共通の操作的診断基準を用いて診断を行っており，厳密に診断が行われている。操作的診断基準の中でも，DSMは非常によく使用されるものであり，その信頼性も高かった。ADHD Rating Scale-IVは，このDSM-IVの診断基準を基にしており，全米各地の大規模な調査から統計的な検討がなされているもので，その意味でもADHDについてより確実な診断を要する可能性のある子どもおよび青少年のスクリーニングに秀でているものと思われる。過剰診断や誤解からの無理解さへと子どもたちを追い詰めず，さらに親や関係者とも円滑な協力関係を結ぶうえで，両者の評価を基にしたADHD Rating Scale-IVは，DuPaul博士が述べるように，的確な診断や効果的な治療法の確定に役立つものであろう。

　私たちは，ADHD Rating Scale-IVの日本語版（ADHD評価スケール）を上梓することが，必ず子どもたちのためになるばかりでなく，親や関係者にとっても大きな益をなすと信じている。同時に私たちは，今後このADHD評価スケールを用いて，わが国における心理測定学的解析を行う予定である。

　現在の出版業界の厳しい状況において，こうした地味な本の翻訳出版を引き受けくださった明石書店の方々に対して敬意を払いたいと思います。この本がきちんとしたADHDの診断，治療後の経過確認，また臨床研究などに役立つことを願って止みません。

市川宏伸
田中康雄

目　次

はじめに 3
日本語版への序 9
序　文 11

第1章　ADHD Rating Scale-IV の概要　13

本書の目的　13
ADHD Rating Scale-IV の背景と解説　13
実施方法と採点方法　14

第2章　因子分析　17

標本および方法：家庭版の因子分析　18
標本および方法：学校版の因子分析　19
探索的因子分析　20
検証的因子分析　23
考察および結論　26

第3章　標準化および標準データ　27

標準データの作成：標本および方法　27
標準データの作成：結果　30
性別，年齢，人種による差　32
ADHD のサブタイプについての疫学　36

第4章　信頼性と妥当性　41

標本および方法：信頼性および基準関連妥当性　41
内部一貫性，信頼性，観察者間一致率　43
教師による ADHD の評価と判定基準尺度の関係　44
親による ADHD の評価と判定基準尺度の関係　45
標本および方法：判別的妥当性　46
親および教師の評価の判別的妥当性　48
予測妥当性　48
考察および結論　54

第 5 章　診断およびスクリーニングを目的としたスケールの解釈および使用　57

 ADHD の診断　57
 ADHD のスクリーニング　58
 最適なカットオフスコアの選択　58
 ADHD Rating Scale-IV の臨床的有用性の調査　59
 臨床現場における予測　59
 学校現場における予測　67
 事例　75

第 6 章　治療成績の評価を目的としたスケールの解釈および使用　79

 治療成績の臨床的有意性の評価　79
 事例　81

付　録　**評価スケールとスコアシート**　85

 ADHD 評価スケール：家庭版　86
 ADHD 評価スケール：家庭版――男児用スコアシート　87
 ADHD 評価スケール：家庭版――女児用スコアシート　88
 ADHD 評価スケール：学校版　89
 ADHD 評価スケール：学校版――男児用スコアシート　90
 ADHD 評価スケール：学校版――女児用スコアシート　91

参考文献　93
あとがき　97

ADHD-RS スコアシート（日本版）について　101

日本語版への序

　ADHD Rating Scale-IV は，スクリーニング，診断，治療成績の評価に使用可能なスケールとして開発されたものである。初版の ADHD Rating Scale は，DSM-III-R に記載された ADHD の診断基準に基づく 18 項目で構成され，子どもが示す ADHD の各症状の頻度を親および教師が報告するためのものであった。しかし，標準データが単一の地域（米国マサチューセッツ州ウースター）で収集されたものであったため，米国全土の小児人口への一般化には限界があった。初版の ADHD Rating Scale には，適切な内部一貫性および再テスト法による信頼性が備わっていることが確認されている。さらに，このスケールのスコアは，コナーズの親用評価スケールなど，同種の行動評価スケールのスコアと相関している。しかしながら，このスケールの適用範囲には限りがあり，主に研究目的での使用に限定されていた。

　1994 年にアメリカ精神医学会から DSM-IV が発行されると，Thomas Power, Arthur Anastopoulos, Robert Reid らと協力して，ADHD Rating Scale-IV を開発することにした。この新版のスケールは，DSM-III-R 版と比べていくつかの点で優れている。第一に，各項目の設問から「しばしば」という言葉が省かれた。これは，回答者に各行動項目の頻度を 4 段階のリッカート・スケールで評定してもらうためである。このスケールの DSM-III-R 版を使用した回答者の中には，項目の設問と回答のスケールの両方に「しばしば」という言葉が含まれているために混乱する人がいた。第二に，DSM-IV の診断基準を基に，不注意の領域と多動性-衝動性の領域の項目を交互に編成した。第三に，全米各地の研究者の協力を通じて，地理的条件を反映する大規模な標本（N = 2,000）を収集した。この標本には，さまざまな人種的背景を持つ子どもたちが含まれている。第四に，スケールの構造を特定するために探索的因子分析と検証的因子分析の両方を実施して，この構造が DSM-IV に記述されている症状の二面的モデルに即応していることを確認した。最後に，このスケールの心理測定学的特性を検証するために，再テスト法による信頼性，観察者間一致率，サブスケールの内部一貫性，基準関連妥当性，判別的妥当性など，幅広い調査を敢行した。

　ADHD Rating Scale-IV は，1998 年の発行以来，米国内で何百人もの臨床医や研究者に採用されている。このスケールは特に次の 3 つの目的においてその利点を発揮している。まず，ADHD について，より確実な診断を要する可能性のある子どもおよび青少年のスクリーニングに秀でている。このスケールは，行動面の問題によって紹介されてきた

子どもの親および教師による簡単な記入により，ADHDの可能性が示唆される症状の頻度と程度を判定することができる。そして，その子どもの不注意または多動性-衝動性あるいはその両方の領域のスコアが，標準集団のスコアよりも有意に高ければ（84パーセンタイル値以上など），ADHDのさらなる診断を要することとなる。臨床医の中には，子どもが示す症状を数値で算定することを目的にこのスケールを用いる人もいる。スコアが「2」または「3」であれば症状が「存在」するものと解釈され，スコアが「0」または「1」であれば症状がないことを意味する。臨床医が，領域ごとに存在する症状の数を合計するだけで，DSM-IVに記載されているADHDの3種類のサブタイプのそれぞれの基準を満たしているかどうかが即座に示される。しかしながら，臨床医にとって重要な点は，絶対にADHD Rating Scale-IVのスコアのみでADHDを診断しないことである。

ADHD Rating Scale-IVの2つめの目的は，ADHDの包括的な診断評価の中で，親および教師がADHDの症状を報告する手段となることである。現在のところ，ADHDのアセスメントの実践における最善策は，親および教師への診断面接，親および教師が記入する行動評価スケール，教室での子どもの行動の直接観察，主な活動機能領域（学業成績や友人関係など）の障害の判定などで構成される。この中で，ADHD Rating Scale-IVは，対象となる子どもについて，ADHDの症状の程度を同じ年齢および性別の標準集団と比較することができる。

ADHD Rating Scale-IVの3つめの目的は，ADHDの症状的行動に対する治療効果に関するデータを取得することである。このスケールは，向精神薬の服用，心理・社会的な介入のどちらの効果にも高い感度を示す。そのため，このスケールが比較的簡便なスケールであることから，薬剤，行動面の介入，学業面の介入などの治療が，子どもの注意，衝動性，活動レベルなどに影響を与えたかどうかを判断するために，親や教師が毎日または毎週記入することが可能である。

最後に，ADHD Rating Scale-IVの日本語版（ADHD評価スケール）が日本の臨床医や教育関係者にとっても同様に有益なものとなることを願っている。ADHD Rating Scale-IVは，適切に使用することで，的確な診断や効果的な治療法の確定に役立つものと考えている。

2007年2月23日

米国ペンシルベニア州ベスレヘム
リーハイ大学教育学部
ジョージ・J. デュポール，Ph.D.

序　文

　注意欠陥／多動性障害（ADHD）は，小児期に認められる最も一般的な行動障害の1つであるが，メンタルヘルスや教育現場の専門家の間では，ADHDの可能性のある子どもや青少年をアセスメントするうえでの難しさに直面することが増えている。『DSM-IV 精神疾患の診断・統計マニュアル』（アメリカ精神医学会，1994）が出版された後，私たちは，臨床医がADHD症状の程度を速やかに判断できる簡便な質問票の作成に着手した。本書はその後3年におよぶ私たちの努力の成果であり，ADHD Rating Scale-IVは，スクリーニング，アセスメント，治療成果の評価といった臨床医の多方面の実務において有益なものになると考えている。

　この質問票は，前著である『ADHD Rating Scale』（DuPaul, 1991）を大幅に改訂したものであることを強調しておく。変更箇所としては，まずDSM-IVの基準に即して項目を改正した。また，行動度数を示す回答の選択肢に若干の変更を加えた（回答の範囲を「ない，もしくはほとんどない」から「非常にしばしばある」とした）。さらに，地域，人種，社会経済的な状況において米国人口を的確に反映する規範的な標本から広範なデータを収集した。最後に，スクリーニング，診断，治療の評価を目的とするこのスケールの臨床的有用性についての包括的なデータを提示している。

　もちろん，多くの人々の助力や支援がなければ，これだけの規模のプロジェクトを完成させることはできなかったであろう。ADHD Rating Scale-IVの心理測定学的特性の調査研究では，リーハイ大学からジョージ・デュポールに授与された教員研究助成金などを充当させていただいた。そして，共同研究者であるマーティン・イケダとカーラ・マクゴーイの両氏の尽力は，信頼性と妥当性のデータの収集を筆頭に，このプロジェクトの完成には不可欠なものであった。また，標準値，信頼性，妥当性におけるデータ収集においては，ジョン・ベイリー，ミシェル・ベック，アル・バード，マイケル・ブーハ，キャロル・カプラン，アリソン・コスタビレ，スザンヌ・コート，ラルフ・ダウバート，ベティ・ドナヒュー，ジョアナ・ガブリス，ハーレーン・ガレン，ヴィンセント・グラウブ，ニーナ・フーバー，シャーリーン・ジェニングス，ジョン・レスティーノ，ダニエル・マーティン，ミシェル・ニーブリッグ，メアリー・ベス・ノール，ニック・ノヴァク，ジョー・オルミ，ダニエル・レシュリー，シンシア・リッチオ，モーラ・ロバーツ，ダイアナ・ロジャーズ-アドキンソン，ヴィンセント・ラトランド，スコット・シュトレッケンバイン，ジェームス・ステューメ，エミリー・ウィーンの諸氏の協

力に深く感謝申し上げる。

　米国人口においてスペイン語を第一言語とする人々の比率が増えるなか，ADHD Rating Scale-IV の家庭版のスペイン語への翻訳ではアメリア・ロペスとローミリア・ラミレスの両氏に協力を仰いだ。彼女たちの尽力にも感謝の意を表す。そして最後に，このスケールの開発過程で ADHD Rating Scale-IV に回答をいただいた何千人もの親および教師の皆様のご厚意にも改めてお礼を申し上げる。

第1章

ADHD Rating Scale-IV の概要

　注意欠陥／多動性障害（ADHD）は，個々人において，不注意，衝動性，多動性が発達水準に相応しないときに用いられる診断区分である（アメリカ精神医学会，1994）。米国の学齢児童のおよそ1～5％にこのADHDが認められ，こうした子どもは，学業不振，行動上の問題や人間関係における問題を抱えるリスクが高くなっている（Barkley, 1998; Hinshaw, 1994）。この障害は，高い発生率と慢性的な経過を辿ることから種々の困難が生じやすく，ADHDがあると疑われる子どもや青少年を臨床医が診断するときは，心理測定学的に信頼性の高い検査法を用いることが重要となる。

本書の目的

　本書は『DSM-IV 精神疾患の診断・統計マニュアル』（アメリカ精神医学会，1994）に記載されているADHDの診断基準に基づく2種類の行動質問票（ADHD Rating Scale-IV：家庭版およびADHD Rating Scale-IV：学校版）について解説することを目的としている。そのため，スケールの開発と標準化，標準データの収集，因子構造，心理測定学的特性（信頼性，妥当性など），そして，これらのスケールの臨床現場および学校現場における用途別解釈法に関する情報を掲載した。

ADHD Rating Scale-IV の背景と解説

　過去20年にわたり，ADHDの診断基準は幾度かの変更を経て，その都度この障害の判断，評価に大きな影響を与えてきた。『DSM-III-R 精神疾患の診断・統計マニュアル』（アメリカ精神医学会，1987）の診断基準に準じたADHD症状を教師が評価した因子分析

では，一貫して不注意と多動性-衝動性の2つの異なる因子が明らかにされ(Bauermeister et al., 1995; DuPaul, 1991 他)，これは近年支持されているこの障害の理論的見解（Barkley, 1997 他）とも一致している。このような調査結果を踏まえ，DSM-IV では，診断基準が各々9つの症状からなる不注意と多動性-衝動性の2つの側面から構成されている。

　ADHD は，通常，子どもとその親および教師への診断面接，親および教師が記入する行動評価尺度，学校行動の直接観察，臨床施設での検査などによって評価される(Barkley, 1998; DuPaul & Stoner, 1994)。この際利用される行動質問票はいくつもあるが，現在使用可能な検査法の中で，特に DSM-IV の ADHD の基準に即した質問項目を含むものはほとんどない。そこで私たちは，親および教師が DSM-IV の診断基準に即応した ADHD の各症状の程度を評価する手段を臨床医に提供する目的で，この ADHD Rating Scale-IV を作成した。

　ADHD Rating Scale-IV で採用した18項目は，簡潔さを重視しつつも，DSM-IV の診断基準を極力反映させている。診断基準の症状記述との主な相違点は，「しばしば」という言葉を省いたことであるが，これは，回答者に各症状を4段階のリッカート・スケール（「ない，もしくはほとんどない」，「ときどきある」，「しばしばある」，「非常にしばしばある」）で評定してもらうためである。奇数の項目に不注意症状が，偶数の項目に多動性-衝動性症状が記載されている。回答の偏りを軽減するために，項目を交互に配置した。親には最近6カ月（DSM-IV の指針に従って）における，子どもの家庭での行動を最もよく表している症状の出現頻度を判断してもらい，教師には最近6カ月または学年の初頭からの子どもの学校での行動を評価するよう依頼する。付録として，日本語版の ADHD 評価スケール：家庭版および ADHD 評価スケール：学校版を添付した。

実施方法と採点方法

　ADHD 評価スケールの家庭版と学校版は，どちらも子どもの親または教師が個別に回答する形式になっている。回答者には，まず子どもの名前，年齢，学年，回答者の名前といった基本情報を記入してもらい，次に，ADHD 評価スケールに表記されている各項目について，最近6カ月（または，教師が子どものことを知っている期間が6カ月未満の場合は学年の初頭から）の子どもの家庭（または学校）での行動を最もよく表している番号を○で囲むように説明する。回答者が項目を飛ばしたときには，必ずその項目も評価するよう指示する必要がある。特定の行動を観察する機会がないために，回答者が項目を飛ばしたときは，その項目は採点に含まない。省略された項目が3つ以上あるときは，臨床医は，スクリーニング，診断，治療の評価を目的とするスケールの解釈に細心の注意を払う必要がある。

ADHD評価スケールの家庭版および学校版には，それぞれ9項目からなる不注意と多動性-衝動性のサブスケールがある。この2つのサブスケールは，実証分析に基づくもので（第2章参照），DSM-IVで説明されている症状の二側面に準じている。家庭版，学校版のADHD評価スケールからは，それぞれ3つのスコア（不注意，多動性-衝動性，合計）が算出される。不注意のサブスケールの素点は奇数項目（項目1，3，5，7，9，11，13，15，17）のスコアを小計し，多動性-衝動性のサブスケールの素点は偶数項目（項目2，4，6，8，10，12，14，16，18）のスコアを小計して算出する。合計スケールの素点は，不注意のサブスケールと多動性-衝動性のサブスケールの素点を合算したものになる。

　素点は，子どもの性別および年齢に基づいて，スコア分析シート（付録に掲載）の該当するパーセンタイル値に換算する。男女別の分析シートの該当する年齢欄に表示されているスケールの素点を○で囲むと，分析シートの両端に対応するパーセンタイル値が示されている。ADHD評価スケール：家庭版で7歳の男児を採点した場合の分析シートを，図1.1に例示した。この男児の母親が記入した評価では，素点およびパーセンタイル値が，多動性-衝動性で17点（93パーセンタイル値），不注意で13点（90パーセンタイル値），合計で30点（92パーセンタイル値）という結果になっている。（この男児の各素点のように）素点に対応するパーセンタイル値が2つ以上あるときは，必ず一番低いパーセンタイル値を採ることに注意する必要がある。

　第2章では，ADHD Rating Scale-IVのサブスケールを導き出すために行った因子分析について説明する。標準標本の説明と，性別，年齢，人種によるADHD Rating Scale-IVの評価点の差に関しては第3章で扱う。ADHD Rating Scale-IVの家庭版と学校版の信頼性および妥当性は第4章で詳述する。第5章と第6章では，臨床医を対象に診断および治療の評価を目的としたスケールの解釈と使用上のガイドラインについて説明する。

ADHD 評価スケール：家庭版
男児用スコアシート

子どもの名前 __グレン・ブラウン__　　　日付 __1998/06/09__　　年齢 __7__

%ile	HI 5-7	HI 8-10	HI 11-13	HI 14-18	IA 5-7	IA 8-10	IA 11-13	IA 14-18	合計 5-7	合計 8-10	合計 11-13	合計 14-18	%ile
99+	26	25	25	19	24	26	27	25	43	49	51	41	99+
99	25	24	24	18	23	25	26	24	42	48	50	40	99
98	22	21	21	16	20	22	24	23	40	42	47	36	98
97	21	18	18	16	20	19	22	19	37	37	38	32	97
96	19	17	18	15	18	18	21	18	36	34	37	30	96
95	17	17	18	13	16	17	20	17	34	31	35	28	95
94	17	15	18	12	15	16	19	16	33	29	34	27	94
93	(17)	15	16	11	15	15	18	15	30	27	34	27	93
92	16	14	16	11	14	15	18	14	(30)	26	33	26	92
91	16	14	15	11	13	14	18	14	29	26	32	25	91
90	15	13	14	10	(13)	14	18	14	29	25	31	23	90
89	14	13	13	10	12	14	17	13	28	24	30	21	89
88	14	12	12	10	12	13	17	12	27	24	30	21	88
87	13	11	11	9	12	13	16	12	25	23	28	20	87
86	13	11	10	9	12	12	16	11	22	23	26	20	86
85	12	10	10	8	11	12	14	11	22	22	23	19	85
84	12	10	9	8	11	12	14	10	21	21	22	18	84
80	11	9	8	7	9	11	10	9	19	20	19	16	80
75	9	8	7	6	8	9	8	8	18	17	14	13	75
50	5	4	3	2	5	6	5	4	10	10	7	7	50
25	3	2	1	0	2	3	2	1	6	5	4	3	25
10	1	0	0	0	0	0	1	0	2	1	1	0	10
1	0	0	0	0	0	0	0	0	0	0	0	0	1

*　HI = 多動性-衝動性，IA = 不注意

図 1.1. ADHD 評価スケール：家庭版の 7 歳男児の採点例

第 2 章

因子分析

　前章で説明したとおり，ADHDの診断基準は，この障害の根幹をなす症状特性の概念化にばらつきがあったこともあり，幾度かの変更がなされている。1960年代から1970年代にかけて，ADHDは，多動性および不注意という1つの側面からなるものと考えられていた（アメリカ精神医学会，1968）。その後，実証的研究から不注意と衝動性の問題の重大さが強調されるようになると，不注意，衝動性，多動性の3つの異なる側面の基準を満たすことを必要とする3要因モデルが提唱された（アメリカ精神医学会，1980）。しかし，この3要因モデルを裏づける実証的データが不足していたため，一時的に，DSM-III-Rでは診断基準が単一の特性で構成されるものとして再び概念化された（アメリカ精神医学会，1987）。

　ADHD Rating Scale-IVの家庭版と学校版がこの障害のDSM-IVの診断基準に準拠していることから，私たちは，これらのスケールを因子分析した場合に，診断基準項目の2面構造を裏づける結果が得られるかどうかに関心を持った。因子分析では，このスケールの家庭版および学校版の構造的妥当性などの情報が示されるため，スケールの構造を実証することができれば，臨床用のサブスケールを開発する場合の項目リストの作成にも役立つであろうと考えた。

　本章では，ADHD Rating Scale-IVの家庭版と学校版で実施した2通りの因子分析を検討する。最初の探索的因子分析では，これらのスケールの構造に関する初歩的な情報が示された。続く検証的因子分析では，家庭版と学校版のスケールの根幹をなすと推測される構造モデルの適切さに関する具体的な情報が示された。

標本および方法：家庭版の因子分析

参加者

　ADHD Rating Scale-IV の家庭版の因子分析に用いた標本は，米国内の 22 学区，4 〜 20 歳の子どもおよび青少年 4,860 名である。記入済みの ADHD 症状評価のうち，有効回答は 4,666 名分（女児 2,470 名，男児 2,134 名，不明 62 名）であった。参加者の年齢は 4 〜 20 歳（M = 9.57; SD = 3.33）で，幼稚園から 12 年生の生徒（M = 4.17; SD = 3.27）であった。参加者は大半が白人（n = 3,999; 85.7%）で，それ以外の被験者は，アフリカ系アメリカ人（n = 318; 6.8%），ラテン系アメリカ人（n = 105; 2.3%），アジア系アメリカ人（n = 99; 2.1%），先住アメリカ人（n = 13; 0.3%），その他（n = 61; 1.3%），不明（n = 71; 1.5%）であった。

　4,666 名の回答者の大多数が母親（n = 4,071; 87.2%）で，それ以外は，父親（n = 494; 10.6%），後見人（n = 39; 0.8%），祖父母（n = 36; 0.8%），不明（n = 26; 0.5%）と記入されていた。回答者の 4,131 名（88.5%）が女性で，524 名（11.2%）が男性，11 名（0.2%）が不明であった。回答者の年齢は 19 〜 80 歳（M = 36.93; SD = 6.05）であった。参加者である子どもと同様に，回答者の親および後見人の大半が白人（n = 4,063; 87.1%）で，それ以外は，アフリカ系アメリカ人（n = 295; 6.3%），ラテン系アメリカ人（n = 100; 2.1%），アジア系アメリカ人（n = 87; 1.9%），先住アメリカ人（n = 26; 0.6%），その他（n = 52; 1.1%），不明（n = 43; 0.9%）であった。家族の社会経済的地位については，回答者が報告した世帯で最も地位の高い職業に基づくホーリングスヘッド指数（Hollingshead, 1975）の修正版を使用してコード化した。ホーリングスヘッド指数の範囲は 10 〜 90（10 〜 30 = 20.5%; 31 〜 60 = 30.5%; 61 〜 90 = 43.5%; 不明 = 5.5%）で，中央値の 60（M = 58.05; SD = 23.46）が社会経済的地位が中流であることを示している。

方法

　因子分析の標本は，米国内の 22 学区の幼稚園から 12 年生までの生徒に，調査への参加依頼の手紙と ADHD Rating Scale-IV：家庭版を配布して募集した。手紙には，調査の参加に伴う潜在的なリスクとメリットの概要を記載した。記入済みの評価を親が返送してきた場合は，親が同意したものと判断した。標本の地理的条件が米国国勢調査のデータに準じるように，都心，郊外，田舎の各地域から学区を抽出した。郊外および田舎の地域（n = 14）では，全学区の生徒全員へ親による評価のファイルを配布した。大規模な都心の地域（n = 8）では，学区内の生徒全員へファイルを配布することが実質的に不可能であったため，学区の行政官が地域の階層を反映する小・中学校を選択した。親による評価のファイルは，選出された各校の生徒全員に学級担任の教師から配布された。

評価は 1994 〜 1995 年度あるいは 1995 〜 1996 年度の 10 月から 5 月の間に記入され，学区ごとの返送率は 22 〜 40%（M = 30%）であった。

標本および方法：学校版の因子分析

参加者

　ADHD Rating Scale-IV の学校版の因子分析に用いた標本は，米国内の 31 学区，4 〜 19 歳の子どもおよび青少年 4,130 名である。記入済みの ADHD 症状評価のうち，有効回答は 4,009 名分（男児 2,054 名，女児 1,934 名，不明 21 名）であった。参加者の年齢は 4 〜 19 歳（M = 10.3; SD = 3.5）で，幼稚園から 12 年生の生徒（M = 4.8; SD = 3.5）であった。参加者は大半が白人（n = 2,785; 69.5%）で，それ以外の被験者は，アフリカ系アメリカ人（n = 735; 18.3%），ラテン系アメリカ人（n = 229; 5.7%），アジア系アメリカ人（n = 74; 1.8%），先住アメリカ人（n = 4; 0.1%），その他（n = 119; 3.0%），不明（n = 63; 1.6%）であった。学級間の比較では，特別支援学級（n = 336）に比べて，大半の参加者が通常学級（n = 3,612）に通っていた。参加した教師は計 2,005 名（女性 1,605 名，男性 371 名，不明 29 名）で，その大部分が，担当する学級内の男児 1 名と女児 1 名を評価した。参加者である子どもと同様に，教師の大半が白人（n = 1,817; 90.6%）で，それ以外の教師は，アフリカ系アメリカ人（n = 113; 5.6%），ラテン系アメリカ人（n = 25; 1.2%），アジア系アメリカ人（n = 5; 0.2%），先住アメリカ人（n = 1; < 0.1%），その他（n = 13; 0.6%），不明（n = 31; 1.5%）であった。教職経験年数は広範囲におよんでいる（0 〜 44 年；M = 14.6; SD = 9.24）。

方法

　因子分析の標本は，31 学区の教師が，担当する学級から 2 名の生徒（男女各 1 名）を無作為に抽出し，ADHD Rating Scale-IV を用いて評価したものを収集した。評価は無記名で行うため個人が特定されることはないと判断して，調査参加に対し，特に親からの同意は取り付けなかった。教師には，学級名簿の異なる番号（5 番目の女児と 8 番目の男児など）の生徒の行動を評価するよう依頼した。中学校で 2 学級以上を指導している教師には，無作為に抽出した学級（3 時限目など）で，無作為に抽出した 2 名の生徒を評価するように依頼した。郊外および田舎の地域にある学区（n = 22）では，教師全員に参加協力を要請した。大規模な都心の学区（n = 9）では，地域の階層を反映する小・中学校を抽出し，選出された学校の教師全員に参加を要請した。評価は 1994 〜 1995 年度あるいは 1995 〜 1996 年度の 10 月から 5 月の間に記入され，学区ごとの返送率は 50 〜 95%（M = 85%）であった。

探索的因子分析

ADHD Rating Scale-IV：家庭版および学校版の因子分析では，分析するスケールごとに3段階のデータ解析手法を適用した。第1段階として，主因子法（PAF）と，相関がある因子を検出する斜交回転を用いて，伝統的な因子抽出法（データを測定レベルごとに処理）を行った。第2段階では，基準値となる強制1因子解（1つの因子のみを許容する解）を算出した。第3段階は，固有値が1.0より大きいすべての因子を抽出して回転させる非強制解を計算し，この解を基準値と比較して，説明される分散が有意に増加したかどうかを判定した。

この3段階のアプローチは，先行研究におけるADHDの評価スケールの分析手法，すなわち直交回転であるバリマックス回転による主成分分析（PCA）からの脱却を意味する（Reid, 1995）。PCAは，その欠点がこれまでにも指摘されている（Taylor & Sandberg, 1984 他）とおり，一般的な手法ではあるが真の因子分析ではなく，むしろ標本全体の分散を最大限に説明する，観測変数の相関がゼロになる線形結合を作り出すことを目的としている。一方，真の因子分析は，関連する変数群間の分散を最大化する解を見つけようとするものである。

バリマックス回転が疑問視される理由は2つある（Gorsuch, 1983）。その1つめは，バリマックスは因子が直交する，つまり概念的に関連がないことを示唆するものであるが，先行研究において多動性と不注意の因子のスコア間に高い相関があることが報告されている（McCarney, 1989 他）。そのため，この手法をADHD Rating Scale-IVに適用するのは問題であると考えられる。2つめに，バリマックスの手法では，一般因子解の生成が抑制されるため，結合が極端に控えめないくつかの「分離」因子が作り出される可能性がある。従って，（一般因子の可能性が示唆される）内部一貫性の高いスケールではデータを斜めに回転（斜交回転）させる必要がある（Gorsuch, 1983）。

家庭版の結果

記入されたデータが有効であった参加者4,666名の標本を使って解析を実施した。PAF分析の結果，分散の51.8%を説明する2因子解が示された。表2.1は，1因子解と2因子解における共通性と因子負荷量を示している。強制1因子解は分散の45%を占めた。続く非強制のPAF分析では，2因子解となり，因子の固有値は8.16および1.16であった。因子の回転後，第1因子（多動性-衝動性）は説明分散の25%を占め，第2因子（不注意）は22%を占めた。

表2.2は，2因子解の構造行列を示している。構造行列は，項目と根幹をなす潜在因子との相関係数を示す行列に相当する。この調査では斜交回転を採用しているため，パターン行列と構造行列が異なっている。2因子モデルでは，1因子モデルに比べて適合

表2.1. ADHD Rating Scale-Ⅳ：家庭版の回転後のパターン行列

	強制1因子解		2因子解		
				負荷量	
	共通性	負荷量	共通性	第1因子	第2因子
項目10	0.35835	0.59987	0.47794	0.76775	0.12008
項目16	0.50100	0.70781	0.57818	0.75000	-0.01508
項目18	0.49285	0.70203	0.56139	0.72829	-0.03022
項目6	0.42957	0.65541	0.50463	0.71635	0.00879
項目12	0.34804	0.58995	0.42422	0.68179	0.04588
項目14	0.35727	0.59772	0.41007	0.63189	-0.01232
項目4	0.42224	0.64980	0.46180	0.62665	-0.07430
項目8	0.44414	0.66568	0.47224	0.60366	-0.11480
項目2	0.43105	0.65655	0.45803	0.59161	-0.11680
項目7	0.47420	0.68863	0.61860	-0.03691	-0.81126
項目11	0.44460	0.66678	0.58334	-0.04286	-0.79239
項目9	0.48835	0.69882	0.60751	0.00814	-0.77385
項目1	0.35835	0.59863	0.48443	-0.06770	-0.74049
項目17	0.46853	0.68449	0.55517	0.05519	-0.70631
項目13	0.41961	0.64777	0.46755	0.11642	-0.59896
項目3	0.57586	0.75886	0.57653	0.35642	-0.46984
項目15	0.61303	0.78296	0.61165	0.38528	-0.46656
項目5	0.46566	0.68239	0.46347	0.34952	-0.39239

表2.2. ADHD Rating Scale-Ⅳ：家庭版の回転後の構造行列

	第1因子	第2因子		第1因子	第2因子
項目16	0.76030	-0.52730	項目7	0.51714	-0.78605
項目18	0.74893	-0.52761	項目9	0.53664	-0.77941
項目6	0.71035	-0.48045	項目11	0.49831	-0.76312
項目10	0.68574	-0.40426	項目17	0.53758	-0.74401
項目8	0.68206	-0.52707	項目15	0.70392	-0.72969
項目4	0.67739	-0.50227	項目3	0.67731	-0.71326
項目2	0.67138	-0.52085	項目1	0.43802	-0.69425
項目12	0.65046	-0.41975	項目13	0.52548	-0.67847
項目14	0.64030	-0.44387	項目5	0.61751	-0.63110

＊ DuPaul, Anastopoulos, et al. (1998). Copyright 1998 by Plenum Publishing Corporation. 許可を得て引用。

度に有意な増加が認められた（カイ2乗 = 178; df［自由度］= 1; p < 0.01）。偶数項目（多動性-衝動性の項目）は第1因子で負荷量が高く，奇数項目（不注意の項目）は第2因子で負荷量が高かった。項目3, 15, 5は，多動性-衝動性と不注意の両方の因子で高い負荷量を示している。因子間の相関は-0.68で，因子が密接に関連していることを示唆している。

学校版の結果

記入されたデータが有効であった参加者4,008名の標本を使って解析した。表2.3 は，1因子解と非強制解の共通性と因子負荷量を示している。強制1因子解は分散の64.8%を説明した。表2.3に示すとおり，全項目の負荷量は0.7〜0.8の範囲内であった。続く非強制の主因子法（PAF）の分析の結果では，2因子解が分散の71.9%を説明した。第1因子と第2因子を占める固有値（および分散のパーセント）は，それぞれ11.38（63.2%）と1.57（8.7%）であった。因子の回転後，各因子は分散の33%を説明した。合計が71.9にしかならないのは，因子の相関を許容し，負荷量が固有の分散のみを表しているためである。2因子モデルでは，1因子モデルに比べて適合度に有意な増加が認められた（カイ2乗 = 191; df = 1; $p < 0.01$）。

表2.4 は，2因子解の構造行列を示している。パターン行列はほぼ単純構造である。偶数項目（多動性-衝動性の項目）は第1因子で負荷量が高く，奇数項目（不注意の項目）は第2因子で負荷量が高かった。家庭版の場合と同様に，パターン行列では多動性-衝動性を示す因子と不注意を示す因子の2つの異なる因子があることが示唆されている。しかし，家庭版による評価のデータと比較して負荷量が概して高く，この傾向は不注意の因子で顕著であった。両因子で負荷量が高いのは項目2と5のみで，すべての項目で

表2.3. ADHD Rating Scale-Ⅳ：学校版の回転後のパターン行列

	強制1因子解		2因子解		
				負荷量	
	共通性	負荷量	共通性	第1因子	第2因子
項目14	0.51395	0.71690	0.70173	0.93235	0.14384
項目18	0.67337	0.82059	0.82190	0.92376	0.02472
項目16	0.64720	0.80449	0.79978	0.92227	0.04051
項目10	0.59497	0.77134	0.69933	0.82345	-0.01812
項目12	0.56392	0.75094	0.65439	0.78556	-0.03285
項目6	0.54949	0.74127	0.61623	0.72938	-0.07655
項目4	0.65826	0.81155	0.70977	0.72826	-0.15270
項目8	0.63222	0.79512	0.66390	0.66339	-0.19818
項目2	0.67876	0.82272	0.68186	0.56983	-0.31917
項目7	0.60135	0.77546	0.78576	-0.11140	-0.96105
項目9	0.65078	0.80671	0.79478	-0.03427	-0.91522
項目11	0.60234	0.77611	0.73550	-0.03509	-0.88187
項目17	0.60135	0.78963	0.75199	-0.01957	-0.88079
項目1	0.58827	0.76699	0.69768	-0.00052	-0.83564
項目3	0.71569	0.84599	0.76067	0.17971	-0.73660
項目13	0.60568	0.77825	0.66263	0.11365	-0.73022
項目15	0.76944	0.87718	0.78440	0.29200	-0.65596
項目5	0.62186	0.78858	0.62628	0.30040	-0.55108

＊DuPaul et al. (1997). Copyright 1997 by the American Psychological Association. 許可を得て複製。

表 2.4. ADHD Rating Scale-Ⅳ：学校版の回転後の構造行列

	第1因子	第2因子		第1因子	第2因子
項目 18	0.90641	-0.62358	項目 9	0.60813	-0.89117
項目 16	0.89384	-0.60674	項目 7	0.56306	-0.88287
項目 10	0.83616	-0.59601	項目 17	0.59857	-0.86706
項目 4	0.83543	-0.66379	項目 3	0.69665	-0.86272
項目 14	0.83140	-0.51048	項目 15	0.75235	-0.86089
項目 12	0.80861	-0.58415	項目 11	0.58381	-0.85725
項目 8	0.80248	-0.66375	項目 1	0.58593	-0.83527
項目 2	0.79383	-0.71908	項目 13	0.62612	-0.80999
項目 6	0.78310	-0.58843	項目 5	0.68714	-0.76190

2番目の因子の負荷量の方が低くなっている。因子間の相関は-0.70で，因子が密接に関連していることを示唆している。

項目の中には（項目 7，9，14，18，16など）極めて高い負荷量を示すものがあった。実際，負荷量がこれほど大きくなると根幹をなす因子自体から項目を区別することが難しくなり，負荷量が極端に高い少数の項目によって因子構造が歪められる可能性があることから，同じ手法を用いてさらなる探索的因子分析を実行した。負荷量の高い項目を1つずつ排除していく分析においても，項目の排除によって因子構造に変化が認められたり，他項目の負荷量に大きな差異が生じたりすることはなかった。

検証的因子分析

因子抽出法では通常ピアソンの積率相関係数を使用するが，この方法は，変数が少なくとも区間ごとのデータであることを想定しているため，評価尺度のような順序データの場合は多分相関係数（polychoric correlation coefficient）を用いる方が適している（Joreskog & Sorbom, 1993）。さらに，全項目の分布が正に歪んだこのデータのように，項目の分布が似通っているときは，項目分布の類似性により偽の因子が出現する可能性がある。こうした問題に対処するために，私たちは線形構造方程式モデル（LISREL 8）を採用し，PAF解法の結果を検証するために多分相関と漸近共分散を使って検証的因子分析（CFA）を行った。この方法では，（測定データからモデルを作成する探索的アプローチとは対照的に）まず先験的なモデル（基本1因子モデルおよびDSM-Ⅳで提唱されている2因子モデル）を採用し，続いてモデルが観測データにどの程度適合しているかを評価することで，探索的分析の結果を交差検定できるという効果がある。また，加重最小2乗推定法は漸近の分布によらない推定量と考えられるため，正規分布の仮説への反証が回避される（Raykov & Widaman, 1995）。

私たちは，1因子モデルと2因子モデルの2種類のモデルを算出した。1因子モデルで

は全項目が1つの因子に負荷するように限定され，2因子モデルでは奇数項目は不注意の因子に負荷し，偶数項目は多動性-衝動性の因子に負荷するように限定された。複数の適合度指標を比較することで，両モデルの適合度（モデルが観測された相関マトリックスをどの程度正確に再現しているか）を分析した。

ここで，構造モデル化分析の結果が端的なものではなかったことについて言及しておく必要がある。このモデルの適合度指標の中に単独の指標として一般に認められているものが1つもないこと（Bollen, 1990），そして標本サイズが極めて大きな場合には適合度指標に影響を及ぼす可能性があること（Marsh, Balla, & McDonald, 1988）から，分析過程は，検定統計量に基づく帰無仮説の単純な棄却（または棄却不可）というよりも，複数の適合度指標の分析，および比較による解釈となる。加えて，上記のモデルがデータに適合していると言えたとしても，これがデータへの適合度が一番高い「正しいモデル」であるとみなすのは不適切であることにも注意する必要がある。構造方程式モデルの結果からこのような推論を導くことはできない。最適な推論は，このモデルが観測データを的確に表す「可能性のあるモデル」であるということになる。

家庭版の結果

表2.5は，家庭版のデータの適合度指標を示している。両モデルとも平均2乗誤差平方根（RMSEA：1自由度あたりの乖離を測定, Joreskog & Sorbom, 1993）が0.05値を下回っており，適合度が高いことを示している。さらに，両モデルのRMSEAの検定が1.00で

**表2.5. ADHD Rating Scale-IV：家庭版の
1因子モデルと2因子モデルの適合度指標**

適合度指標	指標の値	
	1因子モデル	2因子モデル
モデルχ^2 (df)	1,625	1,447
	(135)	(134)
RMSEA	0.049	0.046
高い適合度の検定のp値（RMSEA < 0.05）	1.00	1.00
GFI	0.98	0.98
AGFI	0.97	0.97
PGFI	0.77	0.77
NFI	0.93	0.94
PNFI	0.82	0.82
CFI	0.94	0.95
IFI	0.94	0.95
RFI	0.93	0.93

＊RMSEA = 平均2乗誤差平方根，GFI = 適合度指標，AGFI = 修正済み適合度指標，PGFI = 倹約性修正済み適合度指標，NFI = 正規化適合度指標，PNFI = 倹約性修正済み正規化適合度指標，CFI = 比較適合度指標，IFI = 増分適合度指標，RFI = 相対適合度指標

あることからも適合度が高いことがうかがえる。これは適合度指標（GFI）および修正済み適合度指標（AGFI）の観測値でも一貫している。これらの指標の範囲は0（適合していない）から1.0（完全に適合している）で，値が0.9以上の場合に適切に適合しているといえることから，両モデルともデータへの適合度が高いことが示唆される。標本のサイズに応じて修正する倹約性修正済み適合度指標（PGFI）も両モデルで高くなっている。これらの結果から，両モデルが観測データに適切に適合していることがわかる。帰無仮説モデルに比べて制約付きモデル（1因子や2因子など）が適合度をどの程度向上させるか（同様に0～1の範囲で，値が0.9を上回ると適切に適合しているといえる）を評価するその他の比較適合度の推定量（正規化適合度指標［NFI］，倹約性修正済み正規化適合度指標［PNFI］，比較適合度指標［CFI］，増分適合度指標［IFI］，相対適合度指標［RFI］）からは，両モデル間にほとんど差のないことが示唆される。

学校版の結果

表2.6は，学校版のデータの適合度指標を示している。この結果は家庭版データと極めてよく似ている。両モデルともRMSEAが0.05値に近く，適合度が高いことを示している。また，両モデルのRMSEAの検定が1.00あることからも適合度が高いことがうかがえる。これはGFIおよびAGFIの観測値でも一貫している。PGFIも両方のモデルで高くなっている。上記以外の比較適合度の推定量（NFI, PNFI, CFI, IFI, RFI）からは，両モデル間にほとんど差のないことが示唆される。

表2.6. ADHD Rating Scale-IV：学校版の1因子モデルと2因子モデルの適合度指標

適合度指標	指標の値	
	1因子モデル	2因子モデル
モデルχ^2（df）	1,730	1,539
	（135）	（134）
RMSEA	0.054	0.051
高い適合度の検定のp値（RMSEA < 0.05）	1.00	1.00
GFI	0.99	0.99
AGFI	0.99	0.99
PGFI	0.78	0.78
NFI	0.98	0.99
PNFI	0.87	0.86
CFI	0.99	0.99
IFI	0.99	0.99
RFI	0.98	0.98

＊RMSEA＝平均2乗誤差平方根，GFI＝適合度指標，AGFI＝修正済み適合度指標，PGFI＝倹約性修正済み適合度指標，NFI＝正規化適合度指標，PNFI＝倹約性修正済み正規化適合度指標，CFI＝比較適合度指標，IFI＝増分適合度指標，RFI＝相対適合度指標

考察および結論

　ADHD Rating Scale-IVで探索的，検証的の2通りの因子分析を行った結果，1因子解と2因子解のどちらもこのスケールの構造を極めてよく表していることが示された。一部の分析では2因子解で好ましい結果が示され，これがDSM-IVの二面的な診断基準と一致することから，私たちは，ADHD Rating Scale-IVの家庭版と学校版にそれぞれ2つのサブスケールを設定することにした。奇数の項目を小計すると不注意のサブスケールのスコアになり，偶数の項目を小計すると多動性-衝動性のサブスケールのスコアになる。これらの2つのスケールのスコアを参照することで，臨床医はADHDのDSM-IVの症状の2つの領域における子どもの基準的な状態を判断することができる。また，別々のスケールからスコアを算出することで，特定の子どものADHDのサブタイプの判別にも役立つものと思われる（第3章および第5章参照）。

第 3 章

標準化および標準データ

　本章の主な目的は，ADHD Rating Scale-IV の家庭版および学校版の標準データの収集方法について説明することである。標準データは，全国を反映する 2 種類の標本から導出されている（DuPaul et al., 1997; DuPaul, Anastopoulos, et al., 1998 で報告のとおり）。さらに，親および教師の評価における年齢，性別，人種による差についても検討する。最後に，本研究の標準標本における ADHD のサブタイプの発生率に関する疫学データを提示する。

標準データの作成：標本および方法

ADHD Rating Scale-IV：家庭版

参加者

　標準標本は，因子分析に用いた標本全体（第 2 章参照）から無作為に抽出した 2,000 名（女児 1,043 名，男児 930 名，不明 27 名）であった。参加者の年齢は 4 〜 20 歳（M = 9.63; SD = 3.53）で，幼稚園から 12 年生までの生徒（M = 4.21; SD = 3.46）であった。以下に述べるとおり，この標本は米国国勢調査（1990 年）の人種および地域のデータ分布のほぼ縮図となるように抽出されている（表 3.1 参照）。
　親および後見人である回答者（女性 1,753 名，男性 244 名，不明 3 名）の年齢は 19 〜 80 歳（M = 37.12; SD = 6.35）であった。親および後見人の大半が白人（n = 1,470; 73.5%）で，それ以外は，アフリカ系アメリカ人（n = 285; 14.2%），ラテン系アメリカ人（n = 93; 4.7%），アジア系アメリカ人（n = 86; 4.3%），先住アメリカ人（n = 14; 0.7%），その他（n = 47; 2.4%），不明（n = 5; 0.3%）と回答した。回答者の大多数が母親（n = 1,711; 85.6%）

表 3.1. ADHD Rating Scale-Ⅳ：家庭版の
標準標本における参加者の地域と人種の比率

	標本内の比率	米国国勢調査の比率[a]
地 域		
北東部	25.5	20.0
中西部	25.2	24.0
南部	28.0	34.0
西部	21.3	21.0
人 種		
白人（ラテン系を除く）	70.2	74.8
アフリカ系アメリカ人	15.9	11.9
ラテン系アメリカ人	5.3	9.5
先住アメリカ人	0.7	0.7
アジア系アメリカ人	5.0	3.1
その他／不明	3.1	―

＊ DuPaul, Anastopoulos, et al. (1998). Copyright 1998 by Plenum Publishing Corporation. 許可を得て複製。
[a] 比率は 1990 年米国国勢調査のデータを引用。

で，それ以外は，父親（n = 226; 11.3%），祖父母（n = 23; 1.2%），後見人（n = 21; 1.1%），不明（n = 19; 1.0%）によって記入された。家族は，主として中流の社会経済的状況で暮らしており，ホーリングスヘッド指数の中央値は 60（範囲は 10 〜 90 で，10 〜 30 = 22.2%；31 〜 60 = 28.6%；61 〜 90 = 43.3%；不明 = 5.9%；M = 56.16; SD = 24.52）であった。

使用した質問票

親および後見人には 2 ページからなる質問票への記入を依頼した。1 ページめには，記入する本人の年齢，性別，子どもとの関係，職業，配偶者の職業，人種に関する情報と，評価対象の子どもの年齢，性別，学年，人種などを質問した。2 ページめは ADHD Rating Scale-Ⅳ：家庭版で，各項目について過去 6 カ月の間に対象の子どもがその行動を示した頻度を最もよく表している回答を 1 つ選択してもらった。

方法

標準データは，因子分析の標本から地域および人種の人口比が米国国勢調査のデータと極力一致するよう評価の副標本を抽出して取得した（標本の抽出方法については第 2 章参照）。参加者は，因子分析の標本から層別に無作為に抽出（地域および人種の分布の比率に準ずるように制約をかけて無作為抽出）された。子どもの地域および人種別の比率は，1990 年米国国勢調査の対応する比率と並べて表 3.1 に示している。抽出した標準標本の地域は，米国南部を除いて米国国勢調査の分布とほぼ一致しているが，標本では南部がやや過少になっている（標本が 28.0% であるのに対し，国勢調査は 34.0%）。また，標準標

本では北東部地域がやや過多になっている（標本が 25.5% であるのに対し，国勢調査は 20.0%）。人種においては，標準集団でアフリカ系アメリカ人がやや過多である（標本が 15.9% であるのに対し，国勢調査は 11.9%）。しかしながら，標本の比率と米国国勢調査のデータの差は僅少であり，従って標準標本は米国の人口の縮図であると考えられる。

ADHD Rating Scale-IV：学校版

参加者

　標準標本は，第 2 章で説明した因子分析の標本から無作為に抽出した 2,000 名の参加者（男児 1,040 名，女児 948 名，不明 12 名）であった。以下に述べるとおり，この標本は米国国勢調査（1990 年）の人種および地域のデータ分布のほぼ縮図となるように抽出されている。参加者の年齢は 4 〜 19 歳（M = 10.6; SD = 3.6）で，幼稚園から 12 年生までの生徒（M = 5.1; SD = 3.5）であった。学級間の比較では，特別支援学級（n = 161）に比べて，大半の子どもが通常学級（n = 1,816）に通っていた。標本の人種分布は，白人が 65.1%（n = 1,303），アフリカ系アメリカ人が 18.5%（n = 369），ラテン系アメリカ人が 8.0%（n = 160），アジア系アメリカ人が 1.7%（n = 34），先住アメリカ人が 0.2%（n = 3），その他が 5.2%（n = 104）で，27 名の参加者（1.4%）は人種が不明であった。米国内の 4 つの地域のうち参加者が居住地域として選択したのは，南部が 34.0%（n = 680），中西部が 29.5%（n = 590），北東部が 20%（n = 400），西部が 16.5%（n = 330）であった。評価は計 1,001 名（女性 793 名，男性 194 名，不明 14 名）の教師によって記入された。教師の大半が白人（n = 902; 90.2%）で，それ以外の教師は，アフリカ系アメリカ人（n = 61; 6.1%），ラテン系アメリカ人（n = 13; 1.3%），アジア系アメリカ人（n = 3; 0.3%），先住アメリカ人（n = 1; 0.1%），その他（n = 6; 0.6%），不明（n = 15; 1.5%）と回答した。

使用した質問票

　いずれの標本の教師にも，記入者本人の性別，人種，教職経験年数，学級の種類（通常教育または特別支援教育），指導学年に関する情報と，評価対象の子どもの性別，人種，年齢などを質問した。教師には ADHD Rating Scale-IV：学校版を配布し，各項目について過去 6 カ月の間に（または学年の初頭から）対象の子どもがその行動を示した頻度を最もよく表している回答を 1 つ選択してもらった。

方法

　標準データは，因子分析の標本から地域および人種の人口比が米国国勢調査のデータと極力一致するように評価の副標本を抽出して取得した（標本の抽出方法については第 2 章参照）。参加者は，因子分析の標本から層別に無作為に抽出（地域および人種の分布の比率に準ずるように制約をかけて無作為抽出）された。抽出した標準標本の地域は，米国

表 3.2. ADHD Rating Scale-IV：学校版の
標準標本における参加者の地域と人種の比率

	標本内の比率	米国国勢調査の比率[a]
地 域		
北東部	20.0	20.0
中西部	29.5	24.0
南部	34.0	34.0
西部	16.5	21.0
人 種		
白人（ラテン系を除く）	65.1	74.8
アフリカ系アメリカ人	18.5	11.9
ラテン系アメリカ人	8.0	9.5
先住アメリカ人	0.2	0.7
アジア系アメリカ人	1.7	3.1
その他／不明	6.6	―

* DuPaul et al. (1997). Copyright 1997 by the American Psychological Association. 許可を得て複製。
[a] 比率は 1990 年米国国勢調査のデータを引用。

　西部を除いて米国国勢調査の分布とほぼ一致しているが（表 3.2 参照），標本では西部がやや過少になっている（標本が 16.5% であるのに対し，国勢調査は 21.0%）。人種においては，標準集団でアフリカ系アメリカ人がやや過多である（標本が 18.5% であるのに対し，国勢調査は 11.9%）。しかしながら，標本の比率と米国国勢調査のデータの差は僅少であり，従って標準標本は米国の小児人口の縮図であると考えられる。

標準データの作成：結果

ADHD Rating Scale-IV：家庭版

　親の評価の標準データには性別による差が認められたため，表 3.3 と 3.4 に男女別に表示した。詳しくは本章の後半で検討する。同表には，因子分析の結果を踏まえて，不注意（奇数項目の小計），多動性-衝動性（偶数項目の小計），合計（不注意と多動性-衝動性のスコアの合計）の 3 種類のスコアの平均値と標準偏差を示している。親の評価には年齢による差が認められたため（次項で解説），標準データを 4 つの年齢層（5～7 歳，8～10 歳，11～13 歳，14～18 歳）に分けて提示した。4，19，20 歳については使用可能な標本数が極めて少なかったため標準データから除外した。親の評価では人種による差も認められたが（後述），標準データを性別，年齢，人種で区分して示すほど参加者数が多くなかったために人種別には表示していない。スコアの 80，90，93，98 パーセンタイル値を 4 つのカットオフポイントとして設定した。

表 3.3. ADHD Rating Scale-Ⅳ：家庭版の男児の標準データ

年齢(歳)	n	不注意					多動性-衝動性					合計スコア				
		M (SD)	80%値	90%値	93%値	98%値	M (SD)	80%値	90%値	93%値	98%値	M (SD)	80%値	90%値	93%値	98%値
5〜7	353	5.94 (5.08)	9.0	13.0	15.0	20.0	6.59 (5.56)	11.0	15.0	17.0	22.0	12.54 (9.97)	19.0	29.0	30.2	38.9
8〜10	289	6.65 (5.33)	11.0	14.0	15.0	22.2	5.53 (5.25)	9.0	13.0	15.0	21.2	12.18 (9.81)	20.0	25.0	27.0	42.2
11〜13	149	6.70 (6.27)	10.0	18.0	18.5	24.0	4.79 (5.54)	8.0	14.0	16.0	21.0	11.50 (11.32)	19.0	31.0	34.0	47.0
14〜18	133	5.70 (5.36)	9.0	13.6	15.6	23.0	3.68 (4.32)	7.0	10.0	11.0	16.3	9.38 (8.96)	16.2	23.4	27.0	36.3

* DuPaul, Anastopoulos, et al. (1998). Copyright 1998 by Plenum Publishing Corporation. 許可を得て複製。

表 3.4. ADHD Rating Scale-Ⅳ：家庭版の女児の標準データ

年齢(歳)	n	不注意					多動性-衝動性					合計スコア				
		M (SD)	80%値	90%値	93%値	98%値	M (SD)	80%値	90%値	93%値	98%値	M (SD)	80%値	90%値	93%値	98%値
5〜7	314	4.51 (4.45)	7.0	10.0	12.0	18.0	5.00 (4.53)	8.0	11.0	13.0	19.7	9.51 (8.17)	15.0	20.5	24.0	30.0
8〜10	327	4.17 (4.36)	7.0	10.0	12.0	16.4	3.39 (3.79)	6.0	8.0	9.0	15.4	7.56 (7.51)	12.0	16.2	20.0	30.4
11〜13	173	4.61 (5.12)	8.0	11.0	12.8	21.0	2.88 (3.48)	5.0	7.6	9.0	12.0	7.49 (7.84)	13.0	18.0	20.0	28.5
14〜18	225	4.07 (4.57)	7.0	11.0	12.2	16.5	3.29 (3.82)	5.0	8.0	10.0	16.0	7.36 (7.74)	12.0	19.0	22.0	32.5

* DuPaul, Anastopoulos, et al. (1998). Copyright 1998 by Plenum Publishing Corporation. 許可を得て複製。

ADHD Rating Scale-Ⅳ：学校版

　教師の評価の標準データは表3.5と3.6に男女別に表示した。ここでは因子分析の結果を踏まえ，不注意（奇数項目の小計），多動性-衝動性（偶数項目の小計），合計（不注意と多動性-衝動性のスコアの合計）の3種類のスコアの平均値と標準偏差を示している。教師の評価には年齢による差が認められたため（次項で解説），標準データを4つの年齢層（5〜7歳，8〜10歳，11〜13歳，14〜18歳）に分けて提示した。4，19歳については使用可能な標本数が極めて少なかったため標準データから除外した。性別，年齢，人種をかけ合わせた小集団の標本数が少なすぎることと，人種の標準値を表示するにはさらなる調査が必要であることから，人種別の標準データは表示していない。スコアの80，90，93，98パーセンタイル値を4つのカットオフポイントとして設定した。

表 3.5. ADHD Rating Scale-Ⅳ：学校版の男児の標準データ

年齢 (歳)	n	不注意					多動性-衝動性					合計スコア				
		M (SD)	80% 値	90% 値	93% 値	98% 値	M (SD)	80% 値	90% 値	93% 値	98% 値	M (SD)	80% 値	90% 値	93% 値	98% 値
5〜7	243	8.75 (7.66)	16.0	21.0	22.0	26.1	8.12 (7.86)	16.0	20.0	22.0	27.0	16.87 (14.61)	30.2	39.0	41.0	51.0
8〜10	307	10.33 (8.49)	19.0	24.0	25.0	27.0	8.43 (8.05)	16.0	22.2	25.0	27.0	18.76 (15.51)	34.0	44.2	46.0	52.8
11〜13	221	9.33 (8.11)	17.0	22.8	24.0	27.0	5.96 (6.72)	12.0	17.0	18.0	24.6	15.28 (13.55)	28.0	35.8	37.9	49.1
14〜18	223	8.25 (7.27)	15.0	19.6	21.3	26.5	4.37 (6.09)	8.0	13.0	17.3	21.0	12.62 (12.16)	23.0	31.0	34.0	44.0

* DuPaul et al. (1997). Copyright 1997 by the American Psychological Association. 許可を得て複製。

表 3.6. ADHD Rating Scale-Ⅳ：学校版の女児の標準データ

年齢 (歳)	n	不注意					多動性-衝動性					合計スコア				
		M (SD)	80% 値	90% 値	93% 値	98% 値	M (SD)	80% 値	90% 値	93% 値	98% 値	M (SD)	80% 値	90% 値	93% 値	98% 値
5〜7	211	6.59 (7.26)	13.0	19.0	21.0	24.0	5.66 (7.27)	11.0	18.8	21.1	25.8	12.25 (13.61)	23.0	36.0	40.0	46.8
8〜10	258	6.04 (7.29)	10.2	19.0	21.0	26.0	3.81 (6.15)	6.2	12.0	16.7	25.0	9.86 (12.63)	16.0	30.2	34.9	50.0
11〜13	222	5.97 (6.76)	11.4	17.0	19.0	24.0	3.62 (5.61)	6.4	10.7	14.8	23.5	9.59 (11.42)	17.0	27.0	31.4	42.1
14〜18	216	4.09 (5.26)	8.0	13.0	14.8	18.0	1.97 (3.40)	3.0	8.0	9.0	12.7	6.06 (7.94)	11.0	18.3	21.8	27.7

* DuPaul et al. (1997). Copyright 1997 by the American Psychological Association. 許可を得て複製。

性別，年齢，人種による差

ADHD Rating Scale-Ⅳ：家庭版

　性別，年齢，人種による差を分析するために，ADHD Rating Scale-Ⅳ：家庭版の不注意，多動性-衝動性，合計の3種類のスコアを従属変数として，2項目（性別）×4項目（年齢）×3項目（人種）の多変量分散分析（MANOVA）を行った。個々のセルを最大化するために，4，19，20歳のデータを除外し，年齢を4つのレベル（5〜7歳，8〜10歳，11〜13歳，14〜18歳）に区分した。人種による影響については，アジア系アメリカ人および先住アメリカ人の参加数が比較的少なかったことから，白人，アフリカ系アメリカ人，ラテン系アメリカ人の子どもの3項目に限定した。
　結果は，統計的に有意な交互作用はみられなかった。統計的に有意な結果は，性別（Wilk's lambda = 0.99, F [3, 4349] = 6.82, p < 0.001），年齢（Wilk's lambda = 0.99, F [9,

10584.47］ = 5.96, p＜0.001），人種（Wilk's lambda = 0.99, F［6, 8698］ = 4.87, p＜0.001）の主効果で認められた。

次に，ADHD Rating Scale-IV のスコアごとに，個別の 2 項目（性別）× 4 項目（年齢）× 3 項目（人種）の分散分析（ANOVA）を行った。一次の有意な交互作用効果は，多動性-衝動性スコアの性別×年齢（F［3, 4351］ = 3.10, p＜0.05）でのみ認められた。男女別に年齢の単純主効果検定を行った後，テューキーの HSD 検定（テューキーの方法）で事後比較を実施した。多動性-衝動性スコアでの年齢による有意な効果は，男児（F［3, 2166］ = 46.44, p＜0.001）と女児（F［3, 2498］ = 35.16, p＜0.001）の両方で認められた。男女どちらとも，最年少群（5〜7歳）が他の年齢群より多動性-衝動性の症状評価が高く，8〜10歳の男児および女児では 11〜13歳の男児および女児よりも親から高い評価を受けていた。さらに，8〜10歳群の男児は 14〜18歳群の男児よりも高い評価を受けていた。女児の場合は，上述以外の年齢差はみられなかった。親が評価した多動性-衝動性の症状の男女別の年齢差のパターンを図 3.1 に示した。14〜18歳以外の年齢群で男児は女児よりも多くの多動性-衝動性の症状が報告されているが，14〜18歳では男児と女児の平均値がほぼ等しくなっている。

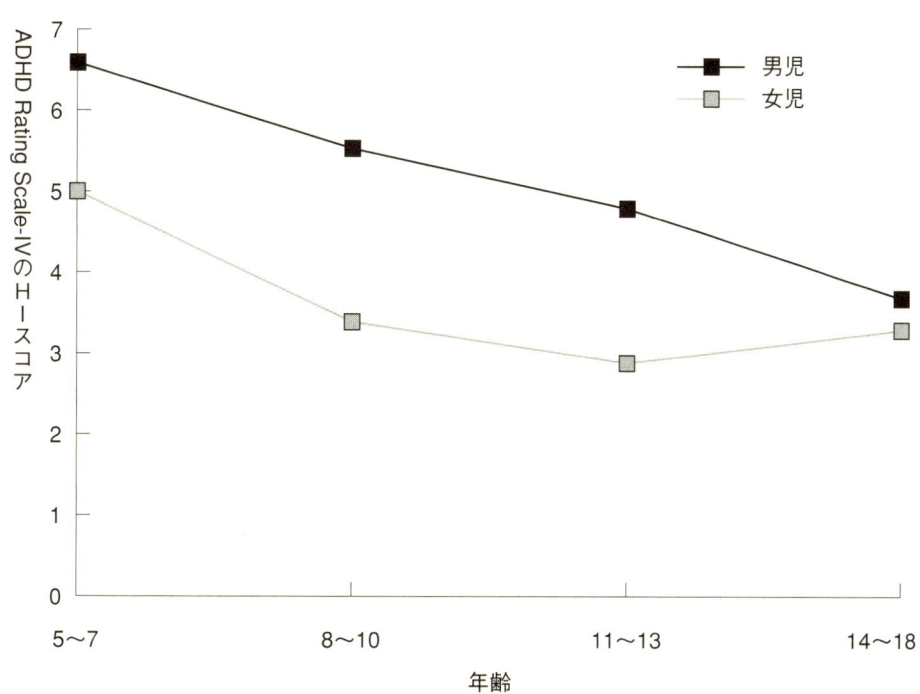

図 3.1. ADHD Rating Scale-IV：家庭版の男女別の多動性-衝動性のスコアの年齢層による推移

＊ DuPaul, Anastopoulos, et al. (1998). Copyright 1998 by Plenum Publishing Corporation. 許可を得て複製。

性別による有意な主効果は，不注意（F［1, 4351］= 12.93, p < 0.001），多動性-衝動性（F［1, 4351］= 5.77, p < 0.05），合計（F［1, 4351］= 8.09, p < 0.01）のスコアで認められた。男児は，すべてのスコアで女児よりも高い症状評価を受けていた。同様に，年齢による有意な主効果は，不注意（F［3, 4351］= 2.65, p < 0.05），多動性-衝動性（F［3, 4351］= 11.76, p < 0.001），合計（F［3, 4351］= 5.40, p < 0.01）のスコアで認められた。テューキーのHSD検定による事後比較により，11 ～ 13歳および14 ～ 18歳は多動性-衝動性および合計のスコアが年少の2群（5 ～ 7歳群，8 ～ 10歳群）よりも有意に低いことが明らかになった。同様に，8 ～ 10歳群は，多動性-衝動性および合計の症状について5 ～ 7歳群の子どもよりも低い評価を受けていた。不注意の症状評価では，14 ～ 18歳が5 ～ 7歳および8 ～ 10歳よりも低い評価を受けているが，年齢差はほとんど認められなかった。

人種による有意な主効果は，不注意（F［2, 4351］= 11.00, p < 0.001），多動性-衝動性（F［2, 4351］= 9.90, p < 0.001），合計（F［2, 4351］= 11.95, p < 0.001）のスコアで認められた。テューキーのHSD検定により，アフリカ系アメリカ人の参加者は，ADHD Rating Scale-IVのすべてのスコアで白人の被験者よりも高い評価を受けていることが示された。ラテン系アメリカ人の参加者と他の2群の間には差がなかった。親の評価とホーリングスヘッド指数のスコア（社会経済的地位）の相関が有意であったため（多動性-衝動性がr = -0.14, p < 0.001；不注意がr = -0.11, p < 0.001），ホーリングスヘッド指数を共変量とした人種の効果についても検証した。個別の共分散分析では，人種の多動性-衝動性（F［2, 4119］= 3.92, p < 0.02），不注意（F［2, 4119］= 7.46, p < 0.001），合計（F［2, 4119］= 6.92, p < 0.001）のスコアに有意な効果が示された。アフリカ系アメリカ人の子どもは白人の参加者よりも有意に高い評価を受けるという同じパターンの群間差が明らかになった。

ADHD Rating Scale-IV：学校版

ADHD Rating Scale-IV：学校版の3種類のスコアを従属変数として，2項目（性別）× 4項目（年齢）× 3項目（人種）の多変量分散分析（MANOVA）を行った。個々のセルを最大化するために，年齢を4つのレベル（5 ～ 7歳，8 ～ 10歳，11 ～ 13歳，14 ～ 18歳）に区分した。人種による影響については，アジア系アメリカ人および先住アメリカ人の参加者数が比較的少なかったことから，白人，アフリカ系アメリカ人，ラテン系アメリカ人の子どものみを検証した。統計的に有意な結果は，性別（Wilk's lambda = 0.98, F［3, 3569］= 30.25, p< 0.0001），年齢（Wilk's lambda = 0.99, F［9, 8686.16］= 4.97, p < 0.001），人種（Wilk's lambda = 0.96, F［6, 7138］= 21.13, p < 0.0001）の主効果で認められた。

次に，ADHD Rating Scale-IVのスコアごとに，個別の2項目（性別）× 4項目（年齢）× 3項目（人種）の分散分析（ANOVA）を行った。年齢×人種については，多動性-衝動性（F［6, 3649］= 3.55, p < 0.01）および合計（F［6, 3649］= 3.44, p < 0.01）のスコアで有意な交互作用効果が認められた。年齢の各レベルで人種の単純主効果検定を行った後，

テューキーの HSD 検定で事後比較を実施した。ADHD Rating Scale-IV の両スケールのスコアにおいて，人種による有意な効果が 4 つの年齢群のすべてで認められた（$p < 0.001$）。5 〜 7 歳群では，アフリカ系アメリカ人が多動性-衝動性および合計のスコアで白人よりも高い評価を受けていたが，それ以外に人種による差はみられなかった。人種によるこの差のパターンは，8 〜 10 歳および 11 〜 13 歳の年齢群でも認められた。さらに，アフリカ系アメリカ人は，この 2 つの年齢層（8 〜 10 歳および 11 〜 13 歳）で，ラテン系アメリカ人の参加者よりも高い評価を受けていた。また，14 〜 18 歳群のアフリカ系アメリカ人とラテン系アメリカ人の両方の青少年が，白人よりも ADHD の高い評価を受けていた。これらの結果をわかりやすく示すために，人種別の合計スコアの年齢群による推移を図 3.2 にグラフで表示した。

　性別による有意な主効果は，不注意（$F [1, 3571] = 76.12, p < 0.0001$），多動性-衝動性（$F [1, 3571] = 78.80, p < 0.0001$），合計（$F [1, 3571] = 87.48, p < 0.0001$）のスコアで認められた。多動性-衝動性と合計のスコアで，男児は女児より高い ADHD の症状評価を受けていた。年齢による有意な主効果は，多動性-衝動性のスコア（$F [3, 3571] = 7.54$,

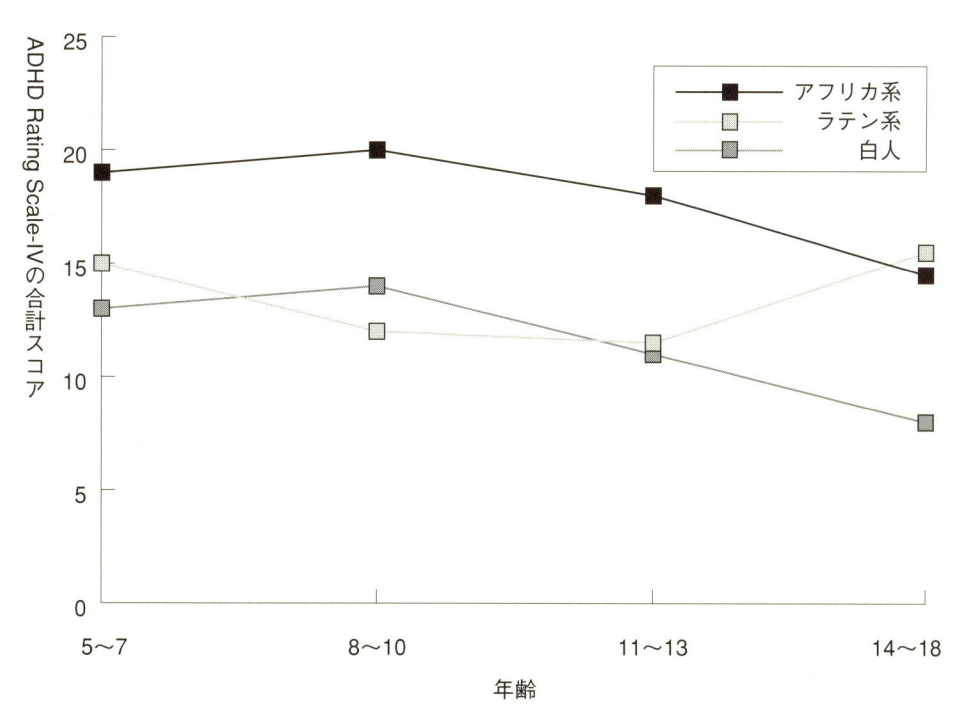

**図 3.2. ADHD Rating Scale-IV：学校版の
　　　人種別の合計スコアの年齢層による推移**

＊　アフリカ系＝アフリカ系アメリカ人，ラテン系＝ラテン系アメリカ人
DuPaul et al. (1997). Copyright 1997 by the American Psychological Association. 許可を得て複製。

$p < 0.0001$）のみで認められた。テューキーの HSD 検定による事後比較により，14 〜 18 歳は，多動性-衝動性の症状について年少の 3 つの年齢群（5 〜 7 歳，8 〜 10 歳，11 〜 13 歳）よりも有意に低い評価を受けていることが明らかになった。同様に，11 〜 13 歳は，5 〜 7 歳および 8 〜 10 歳の年齢群の子どもより多動性-衝動性の評価が低かった。最後に，人種による有意な主効果は，不注意（$F[2, 3571] = 49.27, p < .0001$），多動性-衝動性（$F[2, 3571] = 58.44, p < 0.0001$），合計（$F[2, 3571] = 59.25, p < 0.001$）のスコアで認められた。テューキーの HSD 検定により，アフリカ系アメリカ人の参加者が，ADHD Rating Scale-IV の 3 つのスコアで白人およびラテン系アメリカ人の参加者よりも高い評価を受けていることが示された。白人とラテン系アメリカ人の間には差がなかった。

性別，年齢，人種による差のまとめ

　親および教師による ADHD の症状評価は，評価対象の子どもの性別，年齢，人種によって有意に異なることが判明した。先行研究の結果と同じく，男児は女児よりも頻繁に不注意および多動性-衝動性の行動を示すことが報告されている。さらに，これまでの調査と同様に，年少の子どもは，年長の子どもよりも高い ADHD の症状評価を受けていた。この結果を踏まえて，私たちは性別および年齢別の標準データを提示した。このデータによって，子どもを評価する場合にその性別および年齢の対応する標準値と比較することができる。

　アフリカ系アメリカ人の子どもは，白人およびラテン系アメリカ人の子どもよりも親と教師の両方からより頻繁に ADHD 関連の行動を示すと評価されている。この結果も人種による差に関する先行研究と一致している。興味深いことに，この人種群の差は社会経済的地位による影響を統計的に排除しても維持された。現時点では，このような群差を説明し得る要因が何なのかは定かではない。さらに，性別群と年齢群のセルのサイズが十分でないため，人種ごとの個別の標準値を示すことができない。従って，本研究の標準データは人種の点で米国人口の縮図になっているが，臨床医がアフリカ系アメリカ人の子どもを評価するときは，子どもに ADHD があることを過剰識別しないようこれらのデータの使用に慎重を期す必要がある。

ADHD のサブタイプについての疫学

全般的な発生率

　疫学的研究の結果に影響を及ぼす可能性のある種々の事情（症状の測定法や情報提供者など）を考えれば，文献に報告されている ADHD の発生率に大きなばらつきがあるの

も不思議ではない。例えば，DSM-Ⅲ や DSM-Ⅲ-R の ADHD の考え方を採用した多くの研究では発生率にばらつきがあり，低いもので一般小児人口の 2 ～ 3% というものから，25 ～ 30% におよぶものまである。こうした傾向が ADHD の DSM-Ⅳ でも同じかどうかは，これまでこの問題を扱った研究が比較的少ないために定かではない。

　本章前半で解説した標準標本を使って，私たちは DSM-Ⅳ の基準による ADHD の発生率を確定しようと試みた。それぞれの子どもについて，項目のスコアが 2 または 3 (それぞれ「しばしばある」,「非常にしばしばある」と報告) の場合に症状が存在するものとみなし，反対に項目のスコアが 0 または 1 の場合は症状が存在しないものとした。DSM-Ⅳ で推奨されているカットオフ (不注意の 9 つの症状のうち 6 つおよび／または多動性-衝動性の 9 つの症状のうち 6 つ) を用いて，ADHD の 3 つのサブタイプそれぞれの基準を満たす子どもの数を算定した。この条件下での ADHD の全般的な発生率は，家庭版の親の評価に基づく場合で 7.5%，学校版の教師の評価に基づく場合で 21.6% であった。障害全般に対するこれらの推定値は，DSM-Ⅳ の基準を使用した「単独の情報提供者」による最近の他の研究で得られた発生率に近似している (Gaub & Carlson, 1997; Wolraich, Hannah, Pinnock, Baumgaertel, & Brown, 1996 他)。発生率の推定値は，単独の情報提供者の報告による症状の頻度のみに基づくため，「上限推定値」である可能性が高いことを心に留めおくべきであり，この解釈には慎重になる必要がある。

　サブタイプに関して注意すべきことは，DSM-Ⅳ の臨床実地試験では混合型が最も多く出現し，不注意型と多動性-衝動性型の下位群をそれぞれ約 2:1 と 3:1 の比率で上回っていることである (Lahey et al., 1994)。私たちのサブタイプの推定発生率と実地試験の結果に相違があるのは，私たちが用いた標本が臨床ベースのものではないためと考えられる。具体的には，私たちの標本では不注意型の発生率が一番高かった。中でも学校版の教師の評価では，不注意型が 10%，多動性-衝動性型が 3.2%，混合型が 8.4% という発生率が示された。親が情報提供者である場合でも同じ傾向がみられ，不注意型，多動性-衝動性型，混合型が出現する比率はそれぞれ 3.2%，2.1%，2.2% であった。

年齢および性別の発生率への影響

　臨床活動を実践する立場から言えば，これらの調査結果は個人差を明らかにするものではないため，さほど重要ではない。個人差変数の候補となる多数の要因のうち，児童精神病理学上の発生率に確実に大きな影響を与えるとされるのは年齢と性別である。

　学校版の教師の評価では，全般的な発生率が，5 ～ 7 歳の子どもで 25.3%，8 ～ 10 歳の子どもで 23.8%，11 ～ 13 歳で 21.5%，14 ～ 18 歳で 15.0% という結果であった。親が情報提供者である場合の全般的な発生率は，5 ～ 7 歳の子どもで 9.1%，8 ～ 10 歳の子どもで 6.4%，11 ～ 13 歳の子どもで 8.3%，14 ～ 18 歳の青少年で 5.8% であった。これらの結果から，ADHD の全般的な発生率は，DSM-Ⅳ の症状の頻度の基準の説明どおり，年

表 3.7. 地域標本における発達段階別の ADHD の発生率

情報提供者	年齢層				合計
	5〜7歳	8〜10歳	11〜13歳	14〜18歳	
親					
全般	9.1%	6.4%	8.3%	5.8%	7.5%
サブタイプ順	HI > C > I	I > C > HI	I > C > HI	I > C > HI	I > C > HI
教師					
全般	25.3%	23.8%	21.5%	15.0%	21.6%
サブタイプ順	C > I > HI	C > I > HI	I > C > HI	I > C > HI	I > C > HI

＊　C = 混合型，I = 不注意優勢型，HI = 多動性-衝動性優勢型

齢ともに減少する可能性が指摘される。

　また，表 3.7 に示すように，各サブタイプへの類別に発達的な傾向があることは明らかと思われるが，その厳密な傾向を精査してみると情報提供者が誰であるかによって異なるようである。例えば，教師の評価では，5〜10 歳の子どもは混合型として識別される可能性が高く，続いて不注意型，多動性-衝動性型の順となっている。11〜18 歳の生徒になると，若干状況が変わり，不注意型が最も多くみられ，混合型，多動性-衝動性型の順となる。それに対して親の評価は，5〜7 歳の子どもで多動性-衝動性型が他の 2 つの主なサブタイプのカテゴリーよりも多くなっている。年少の子どもの間でこのサブタイプが極めて多くみられるのは決して珍しいことではなく，臨床標本を用いた研究などで他の研究者からも報告されている（Lahey et al., 1994）。この理由は完全には解明されていないが，多動性-衝動性型の発生率は 8 歳以上になると激減し，この年齢群では出現の可能性が最も低いサブタイプとなる。そしてまさにこの年齢層の子どもや青少年で，不注意のカテゴリーの発生率が増加し，最も頻繁にみられるサブタイプとなる。

　ADHD の臨床症状が発達に応じて変化するという見解は，これまでの考察でも示唆しており，この考えは合理的な結論であるように思われるが，これらの調査結果が横断的な調査によるものであり，縦断的な研究でも同様の発達傾向が明らかになるかは未確認である。従って，縦断的研究がなされるまでは，発達上の傾向の可能性を指摘する横断的データが存在するというに留めるべきである。

　年齢に関するこうした影響とともに，性別もまた，ADHD 全般の発生率だけでなく，各サブタイプの相対的な発生率にも影響を及ぼしている可能性がある。家庭版の親の評価では，特に男女比が不注意型で 1.4:1，多動性-衝動性型で 3.1:1，混合型で 3.3:1 となっている。教師の評価の結果でも同様のパターンがみられ，不注意型で 2:1，多動性-衝動性型で 3.2:1，混合型で 2.6:1 という比率が示されている。

人種による差

　DSM-IV の臨床実地試験においては，人種が ADHD の発生率に影響する主な要因とは認められなかった（Lahey et al., 1994）。しかし，地域住民から抽出した標本を用いた私たちの研究結果では人種による影響が認められた。学校版の教師の評価では，白人の子どもと青少年の約 6.3% に ADHD の主なサブタイプの 1 つがあると識別されたのに対し，少数民族出身の子どもと青少年（アフリカ系アメリカ人およびラテン系アメリカ人）では 12.3% に認識された。別の見方をすれば，少数民族の子どもと青少年は，教師から収集された標本全体のうちの 34.8% を構成しているに過ぎないのに，ADHD のいずれかのサブタイプがあると評価された子どもの総数のうち，少数民族出身者が 43.4% を占めることになる。家庭版の親の評価でも同様の調査結果がみられた。残念ながら，これまでに発表された ADHD の研究に，人種の多様性の問題を扱ったものはほとんどない。人種と ADHD の発生率の決定的な関係を立証するために，この分野のさらなる研究が求められる。今後の調査結果が報告されるまでは，臨床医は少数民族出身の子どもと青少年の診断においてはこれらのスケールを注意して用いる必要があるだろう。

発生率のまとめ

　私たちの標準標本から得られた発生率は，DSM-IV に記載されている 3～5% という発生率よりも高くなっている。これは，私たちの数値が ADHD の症状の頻度のみを条件とした単独の情報提供者からの報告に基づいて導かれたものであることを考えれば驚くことではない。こうした方法で測定した場合，DSM-IV のその他の基準（機能上の障害，7 歳より前に発症，症状が 2 つ以上の場面でみられる，など）を満たしていないために，実際には ADHD と診断されていない多数の子どもが上記の数値に含まれている可能性が極めて高い。こうした状況を鑑みれば，私たちの推定値は一般人口における ADHD の真の発生率の「上限」とみなすのが適切と思われる。

　臨床標本では，混合型が最も多くみられるサブタイプと考えられる（Lahey et al., 1994）一方で，地域標本では，本調査の場合のように，不注意型が最も頻繁に出現する。このような違いから，親や教師は子どもの ADHD の症状がより深刻になってから診療を受けさせようとするのではないかということが思案される。逆に言えば，初期段階での診療はより深刻な問題に発展するリスクを低下させるものであるのに，比較的軽度の ADHD の病状を抱える多数の子どもがこうした診療を受けていない可能性が指摘される。このような受診についての検討事項のほか，他の多くの要因がこれらのサブタイプの発生率に影響を及ぼしていると思われる。教師の評価によると，年少の子どもは混合型を示すことが一番多く，年長の子どもや青少年は不注意型に類別される傾向がはるかに高くなる。年長の子どもや青少年を対象とした親の評価でも，同様の調査結果がうか

がえるが（Barkley, 1998 参照），親の場合は，ごく年少の子どもには多動性-衝動性型を識別する傾向が高く，この点は DSM-IV の実地試験と一致している。さらに興味深いのは，DSM-IV で説明されている ADHD の全般的な発生率，つまり，主な 3 つのサブタイプの発生率が加齢とともに減少していると考えられることである。これは発達的傾向の存在を強く指摘するものであるが，この結果は縦断的方法ではなく，横断的方法を用いた調査に基づくものであるため，実質的にはこれは条件付きの結論となる。

第 4 章

信頼性と妥当性

本章では，ADHD Rating Scale-IV の家庭版および学校版の心理測定学的特性および手法の適切性について検討する。最初に，これらの分析に使用する標本および方法を簡単に説明する。次に，家庭版および学校版のスケールの内部一貫性，再テスト法による信頼性，評定者間一致率，基準関連妥当性，判別的妥当性に関するデータを提示する。最後に，これらのスケールの臨床的有用性をより明確にするために，臨床現場および学校現場で評価した ADHD Rating Scale-IV の各スコアの予測妥当性のデータを示す。

標本および方法：信頼性および基準関連妥当性

参加者

標準標本は，ペンシルバニア州東部とニュージャージー州南部にある郊外の 2 学区から無作為に抽出した 5 〜 17 歳（M = 11.0; SD = 3.4）の生徒 71 名（男児 35 名，女児 36 名）であった（DuPaul, Power, McGoey, Ikeda, & Anastopoulos, 1998）。参加者は，大半が白人（n = 60）で，アフリカ系アメリカ人（n = 5），ラテン系アメリカ人（n = 4），アジア系アメリカ人（n = 2）の子どもも含まれた。この標本を用いて，ADHD の評価の再テスト法による信頼性，内部一貫性，基準関連妥当性を検証した。

教師による評価

教師の評価の再テスト法による信頼性の検証は，記入済みデータのうち有効回答と判断された幼稚園から 12 年生（M = 5.7; SD = 3.7）までの 5 〜 17 歳（M = 11.3; SD = 3.6）の子ども 52 名（男児 24 名，女児 28 名）に対して行った。教師の評価の妥当性の検証では，教室での行動の直接観察を含む 3 種類の判定基準尺度を，幼稚園から 8 年生まで（M =

4.0; SD = 2.6）の 5 〜 14 歳（M = 9.8; SD = 2.6）の生徒 53 名（男児 25 名，女児 28 名）からなる副標本で実施した。

親による評価

親の評価の再テスト法による信頼性の検証は，記入済みデータのうち有効回答と判断された幼稚園から 12 年生（M = 5.35; SD = 3.59）までの 5 〜 17 歳（M = 11.07; SD = 3.50）の子ども 43 名（男児 17 名，女児 26 名）に対して行った。妥当性の検証では，教室での行動の直接観察を含む 3 種類の判定基準尺度を，幼稚園から 8 年生（M = 4.30; SD = 2.62）までの 5 〜 14 歳（M = 10.09; SD = 2.58）の生徒 46 名（男児 22 名，女児 24 名）からなる副標本で実施した。

観察者間一致率

観察者間一致率の検証では，生徒 62 名（男児 28 名，女児 34 名）の親および教師の評価が有効であった。この標本の年齢範囲は 5 〜 17 歳（M = 11.1; SD = 3.4）で，幼稚園から 12 年生までの生徒（M = 5.4; SD = 3.5）であった。

評価

親および教師に，性別，学年，年齢など，対象の子どもについて質問したうえで，教師には ADHD Rating Scale-IV：学校版とコナーズの教師用評価スケール-39（CTRS-39; Conners, 1989）への記入，親には ADHD Rating Scale-IV：家庭版とコナーズの親用評価スケール-48（CPRS-48; Conners, 1989）への記入を依頼した。

幼稚園から 8 年生までに在籍する子どもたちの教室での行動については，Barkley が作成した ADHD 行動コード（ADHD Behavior Code; 1990）の改訂版を使ってリサーチアシスタントが観察した。「オフタスク〔訳注：生徒が教師の指示から逸脱すること〕」と「そわそわする」の 2 種類の行動発現の有無を 10 秒ごとに観察（観察相）し，その合間の 5 秒間で観察行動を記録する（記録相）という，部分的間隔法によって記録した。ここでは，「オフタスク」行動を，生徒が課題の教材または授業の指示から連続 3 秒以上目を逸らすこと，と定義し，「そわそわする」は，足，腕，手，尻，胴体のいずれかを連続 4 回以上目的なく動かすこと，と定義した。1 回のセッションはおよそ 15 分間であった。行動ごとに，その行動が認められた観察相をすべての観察相で割ったものに 100 を乗じて発現率を算出した。

教室での行動観察の対象とした参加者については，学習効率スコア（AES; Rapport, DuPaul, & Kelly, 1989）を算出した。教師に，各生徒が授業中に行った 3 種類の自習課題を提出してもらい，課題の正答した項目数を全項目数で割ったものに 100 を乗じて AES を算出した。このスコアは，難易度・量ともに同程度の課題を行うよう指示された同級

生のものと比べて，それぞれの子どもの学力の特徴を示すものである。

方法

　親および教師の評価の回収時期は，（生徒の行動を教師が理解していることを徹底するために）1995 年 5 月から 6 月にかけての 1 カ月間とした。2 つのそれぞれの学区で，調査対象の子どもを（男女同数になるようにして）各学年から 2～4 名ずつ無作為に抽出した。対象は通常学級の子どものみとした。

　書面による親の承諾を得た後，再テスト法による信頼性を調べるために，親と教師にそれぞれ家庭版または学校版の ADHD Rating Scale-IV を 4 週間間隔で 2 回記入するように依頼した。各回とも評価はその週に観察した子どもの行動を反映するように金曜日に行われた。また，教師には 2 回のうちの 1 回は CTRS-39 にも記入してもらい，親には 2 回のうちの 1 回は CPRS-48 にも記入してもらった。幼稚園から 8 年生までのすべての子どもについて，親と教師が ADHD Rating Scale-IV に記入することになっている 2 回のどちらかの週に，リサーチアシスタントが 3 日間（1 回 15 分で，観察時間の合計は 45 分間）の行動観察を実施した。各回の観察後，教師に AES スコアの計算に必要な情報（生徒に与えた課題数とその正答数）を提出してもらった。観察者間一致率を検証するために，観察セッションの 30% では別の観察者が立ち会った。観察者間一致率は，一致した数を一致と不一致の合計数で割ったものに 100 を乗じて算出した。一致率は一貫して 80% を上回り，2 種類の行動の平均は 88% であった。

内部一貫性，信頼性，観察者間一致率

　ADHD Rating Scale-IV：学校版およびその 2 つのサブスケールの内部一貫性を検証するために，α 係数を計算した。算出された α 係数は，合計スコア = 0.94, 不注意 = 0.96, 多動性-衝動性 = 0.88 であった。再テスト法による信頼性のデータは，4 週間間隔で実施した教師の評価から算出し，ピアソンの積率相関係数は，合計スコア = 0.90, 不注意 = 0.89, 多動性-衝動性 = 0.88 であった。

　同様に，ADHD Rating Scale-IV：家庭版およびその 2 つのサブスケールの内部一貫性を検証するために，α 係数を計算した。算出された α 係数は，合計スコア = 0.92, 不注意 = 0.86, 多動性-衝動性 = 0.88 であった。再テスト法による信頼性のデータは，4 週間間隔で実施した親の評価から算出し，ピアソンの積率相関係数は，合計スコア = 0.85, 不注意 = 0.78, 多動性-衝動性 = 0.86 であった。親と教師の間の評定者間一致率の係数は，合計スコア = 0.41, 不注意 = 0.45, 多動性-衝動性 = 0.40 という中程度の範囲であった。

教師による ADHD の評価と判定基準尺度の関係

　ADHD Rating Scale-IV：学校版のスコアと判定基準尺度（CTRS-39 のスコア，オフタスク行動とそわそわする行動の直接観察，AES の平均値）におけるピアソンの積率相関は表 4.1 のとおりである。全体的にみると，ピアソンの相関係数の絶対値は 0.22 から 0.88 の範囲で，30 個のうち 28 個が統計的に有意な水準に達している。ボンフェローニ補正を適用して相関（$\alpha = 0.002$）の第 1 種の誤りの確率を適用すると，これらの相関のうちの 20 個が統計的に有意とみなされる。予想どおり，最も高い相関関係が認められたのは，ADHD Rating Scale-IV：学校版の各スコアと CTRS-39 の多動性スコアおよび多動性指数スコアであった。実際，この 2 つの尺度は ADHD の症状の評価で 53 〜 77% の分散を示している。多動性-衝動性のサブスケールと CTRS-39 の問題行動の相関は，不注意のサブスケールと問題行動の相関よりも有意に高くなっている（$t[70] = 2.54, p < 0.01$）。反対に，不注意のサブスケールと CTRS-39 の不安-消極的のスケールおよび空想-注意のスケールの相関は，多動性-衝動性のサブスケールと CTRS-39 のこれらの 2 つのスケールの相関よりも有意に高くなっている（それぞれ，$t[70] = 1.99, p < 0.05; t[70] = 6.13, p < 0.001$）。これら以外には不注意のサブスケールと多動性-衝動性のサブスケールの間に有意な差はみられなかった。

　ADHD Rating Scale-IV：学校版の合計スコアと不注意のサブスケールのスコアは，教室でのオフタスク行動およびそわそわする行動の直接観察との間に有意な相関が認められた（表 4.1 参照）。多動性-衝動性のサブスケールと教室での行動との間の相関に有意差は認められなかった。ADHD Rating Scale-IV：学校版の 3 つのスコアはすべて，スコアが高いと学習課題の正答率が低いという関係を示した。ここで注意すべき点は，教室

表 4.1. ADHD Rating Scale-IV：学校版の妥当性係数

尺度	不注意	多動性-衝動性	合計
CTRS 多動性[a]	0.73***	0.79***	0.86***
CTRS 問題行動[a]	0.29*	0.55***	0.44***
CTRS 気まま-感情[a]	0.54***	0.41**	0.56***
CTRS 不安-消極[a]	0.47***	0.25*	0.45***
CTRS 反社会[a]	0.43***	0.36**	0.46***
CTRS 空想-注意[a]	0.85***	0.44***	0.80***
CTRS 多動指数[a]	0.76***	0.76***	0.88***
オフタスクの平均[b]	0.35**	0.22	0.34**
そわそわするの平均[b]	0.28*	0.23	0.29*
正答率の平均[b]	-0.46***	-0.34**	-0.47***

＊ CTRS = コナーズの教師用評価スケール-39，気まま-感情 = 気ままな感情，空想-注意 = 空想-注意の問題，多動指数 = 多動性指数
DuPaul, Power, et al. (1998). Copyright 1998 by The Psycho-educational Corporation. 許可を得て複製。
[a] n = 71, [b] n = 53, *$p < 0.05$, **$p < 0.01$, ***$p < 0.001$

での観察尺度との相関が，CTRS-39 の評価との相関よりも低いことである。実際，観察尺度との 9 個の相関のうち，α レベルが 0.002 で有意なものは 2 つしかなかった。教師による ADHD の症状評価が高いほど課題の正答率が低く，また，不注意のサブスケールについては，教師の評価が高いほど，オフタスク行動とそわそわする行動の頻度が高かった。

親による ADHD の評価と判定基準尺度の関係

　ADHD Rating Scale-Ⅳ：家庭版と CPRS-48 のピアソンの積率相関は表 4.2 のとおりである。全体的にみると，算出された妥当性係数の絶対値は 0.05 から 0.81 の範囲で，18 個のうち 15 個が統計的に有意な水準に達している。ボンフェローニ補正を適用して相関（α = 0.003）の第 1 種の誤りの確率を適用すると，これらの相関のうちの 12 個が統計的に有意とみなされる。予想どおり，最も高い相関関係が認められたのは，ADHD Rating Scale-Ⅳ：家庭版と CPRS-48 の多動性指数スコアであった。実際，この尺度は，ADHD の症状評価で 37 〜 66% の分散を示している。こうした相関パターンは，不注意および多動-衝動性のサブスケールの判別的妥当性を実証する第一歩となる。多動-衝動性のサブスケールと，CPRS-48 の問題行動（t [56] = 2.19, p < 0.05），多動-衝動性（t [56] = 4.65, p < 0.001），多動性指数（t [56] = 2.99, p < 0.01）の 3 つのスコアの間には，不注意のサブスケールとこれら 3 つの指数よりも，有意に高い相関が認められた。反対に，不注意のサブスケールは，CPRS-48 の学習の問題のスケールとの間で多動-衝動性のサブスケールよりも高い相関が示された（t [56] = 2.44, p < 0.01）。ADHD Rating Scale-Ⅳ のいずれのサブスケールも，CPRS-48 の不安の評価に有意な相関を示さなかった。

　親による ADHD の症状評価は，教師による CTRS-39 の多動性，問題行動，多動性指

**表 4.2. ADHD Rating Scale-Ⅳ：家庭版の親の評価と
コナーズの改訂版親用評価スケールの相関係数**

尺度	不注意	多動性-衝動性	合計
CPRS 問題行動	0.45***	0.65***	0.61***
CPRS 学習の問題	0.66***	0.45***	0.60***
CPRS 心因	0.28*	0.32**	0.36**
CPRS 衝動-多動	0.45***	0.78***	0.68***
CPRS 不安	0.05	0.18	0.10
CPRS 多動指数	0.61***	0.81***	0.80***

＊　CPRS = コナーズの親用評価スケール-48，心因 = 心因性，衝動-多動 = 衝動性-多動性。n = 43 DuPaul, Power, et al.(1998). Copyright 1998 by The Psychoeducational Corporation. 許可を得て複製。
*p < 0.05, **p < 0.01, ***p < 0.001

表4.3. ADHD Rating Scale-IV：家庭版の親の評価と学校行動の相関

尺度	不注意	多動性-衝動性	合計
CTRS 不安-消極[a]	0.18	0.14	0.20
CTRS 反社会[a]	0.13	0.14	0.20
CTRS 問題行動[a]	0.39**	0.26*	0.38**
CTRS 空想-注意[a]	0.32*	0.18	0.28*
CTRS 気まま-感情[a]	0.15	-0.02	0.12
CTRS 多動性[a]	0.38**	0.35**	0.41**
CTRS 多動指数[a]	0.30*	0.31*	0.34*
オフタスクの平均[b]	0.28	0.14	0.26
そわそわするの平均[b]	0.15	0.17	0.25
正答率の平均[b]	-0.43**	-0.18	-0.36**

* DuPaul, Power, et al. (1998). Copyright 1998 by The Psychoeducational Corporation. 許可を得て複製。
[a] n = 62, [b] n = 46. *p < 0.05, **p < 0.01

数の各評価との間に有意な相関が認められた（表4.3参照）。さらに，親の不注意および合計のスコアは，CTRS-39の空想-注意の問題とに相関が示された。ADHD Rating Scale-IV：家庭版のスコアでは，教師による不安-消極，反社会，気まま感情による行動の評価とは相関が認められなかった。予想に反して，親の評価は，オフタスク行動とそわそわする行動といった教室での観察に有意な相関がみられなかった（表4.3参照）。代わりに，不注意のサブスケールと合計の両スコアが，学習課題の正答率と有意な負の関係を示した。つまり，不注意の症状および合計スコアの親の評価が高いほど，課題の正答率は低かった。ここで注意すべき点は，親の評価と学校の妥当性のデータの相関が相対的に低く，ボンフェローニ補正（$\alpha = 0.002$）を適用して算出した係数に統計的に有意な水準に達したものが1つもなかったことである。

標本および方法：判別的妥当性

参加者

　この標本は，親および教師によるADHDの評価の判別的妥当性を検証するために，フィラデルフィアにある小児病院の，子どもの海の家（Children's Seashore House）の「ADHDの評価および治療プログラム」に継続的に通う子どもたちで構成された。子どもたち全員がADHDの初回の評価と再評価のために来所している。参加者は，(1) 親と教師がADHD Rating Scale-IVに記入し，かつDSM-IVの基準に即して改訂された (Eiraldi, Power, & Nezu, 1997)「子どもおよび青少年向け診断面接改訂版」（DICA-R: Diagnostic Interview for Children and Adolescents-Revised; Reich, Shayka, & Taibleson, 1991）を用いた診断面接を親が受けること，(2) カウフマン簡易知能検査（KBIT: Kaufman Brief

Intelligence Test; Kaufman & Kaufman, 1990) の推定 IQ が 80 以上であること，の 2 つの調査対象基準を満たしていることが条件とされた。広汎性発達障害，精神病性障害，進行性神経疾患の徴候がみられた子どもは標本から除外された。また，評価時期から 6 カ月以内に ADHD または関連障害の向精神薬を服用した子どもも標本から除外された。

標本は，6 ～ 14.75 歳（M = 9.0, SD = 2.2）の子ども 92 名（女児 24 名，男児 68 名）で構成された。学年は幼稚園から 8 年生までで，標本の 73% が 1 ～ 4 年生に在籍していた。人種の分布は，21.7% がアフリカ系アメリカ人，3.3% がラテン系アメリカ人，75% が白人であった。4 因子の社会的地位指数（Four Factor Index of Social Status，Hollingshead, 1975）で評価した社会経済的なレベルでは，カテゴリーⅠ（単純労働者）が 3.2%，カテゴリーⅡ（機械操縦者，半熟練労働者）が 14.2%，カテゴリーⅢ（熟練職人，事務員，販売員）が 25%，カテゴリーⅣ（中小企業の経営者，技術者）が 40.2%，カテゴリーⅤ（大企業の経営者，専門職）が 17.4% という分布であった。KBIT では，標本の平均スコアが言語スケールで 103.1（SD = 11.9），非言語スケールで 100.5（SD = 11.7），総合スケールで 101.9（SD = 11.1）という結果であった。

方法

親と教師には，クリニックを初めて訪れる前に，子どもの行動チェックリスト（CBCL: Child Behavior Checklist; Achenbach, 1991a, 1991b, 1991c），教師が評価する小児の注意に関する問題スケール（CAP: Child Attention Problems scale; Barkley, 1990），ADHD Rating Scale-IV の家庭版および学校版にあらかじめ記入してもらった。クリニックへの初回訪問時に，博士号取得レベルの心理臨床家または心理学の博士課程の学生が DICA-R を実施した。

親との DICA-R，親が評価した CBCL，教師が評価した CBCL などで構成された多方式のアセスメント・バッテリーのスコアに基づき，子どもを診断群と臨床対照群のいずれかに振り分けた。(1) DICA-R で ADHD/I と診断され，(2) CBCL の注意の問題の要因の T スコアが 60 以上であり，(3) CAP の不注意のサブスケールのスコアが 93 パーセンタイル値以上であった場合，その子どもは ADHD 不注意優勢型（ADHD/I）があると分類された。また，(1) DICA-R で ADHD/COM と診断され，(2) CBCL の注意の問題の要因の T スコアが 60 以上であり，(3) CAP の不注意および過活動のサブスケールのスコアが 93 パーセンタイル値以上であった場合，その子どもは ADHD 混合型（ADHD/COM）があると診断された。ADHD 多動性-衝動性優勢型の基準を満たした 2 名の子どもは，その後の分析から除外された。ADHD のいずれのサブタイプの基準も満たさなかった残りの子どもは臨床対照群に割り当てられた。

この基準により，30 名の子どもが ADHD/I，25 名の参加者が ADHD/COM に分類され，35 名の子どもが臨床対照群に割り当てられた。ADHD/COM 群で行為障害を共存する参

加者の割合が高くなったが，それ以外は，精神医学的共存症，性別，年齢，特別支援学級の在籍に関して3群間に差は認められなかった。

親および教師の評価の判別的妥当性

3群（ADHD/COM，ADHD/I，臨床対照群）における親と教師による不注意および多動性-衝動性のスコアの平均と標準偏差は表4.4のとおりである。評価の平均について，3群間の統計的有意差は，親の不注意の評価（$F[2, 87] = 7.56, p < 0.001$），親の多動性-衝動性の評価（$F[2, 87] = 5.60, p < 0.01$），教師の不注意の評価（$F[2, 87] = 22.34, p < 0.0001$），教師の多動性-衝動性の評価（$F[2, 87] = 23.57, p < 0.0001$）で認められた。テューキーのHSD検定による事後比較（αレベルを0.05にして実施）で，親および教師の不注意の評価は，不注意優勢型群および混合型群の参加者が臨床対照群よりも有意に高いことが示された（すなわち不注意の程度が高いことを意味する）。一方，親および教師の多動性-衝動性では，混合型群の参加者が他の2群の参加者よりも評価が有意に高かった。不注意優勢型と臨床対照群の参加者の間には，親および教師の多動性-衝動性のスコアの差は認められなかった。

予測妥当性

ADHD Rating Scale-IVの妥当性をさらに検討するために，この尺度でADHDのある子どもとこの障害のない子どもを判別可能かどうか，およびADHDの最も一般的なサブタイプである混合型（ADHD/COM）のある子どもと不注意型（ADHD/I）のある子どもを識別可能かどうか検証した。予測妥当性の調査は，臨床現場と学校現場の両方で実施した。

表4.4. 臨床群間のADHD Rating Scale-IVのスコアの平均と標準偏差

	群		
尺度	対照	ADHD/I	ADHD/COM
親の不注意	14.2 (7.9)[a]	19.3 (4.4)[b]	19.3 (4.3)[b]
親の多動性-衝動性	11.6 (8.0)[a]	10.7 (5.7)[a]	16.4 (5.9)[b]
教師の不注意	13.3 (5.9)[a]	19.3 (4.7)[b]	21.6 (4.3)[b]
教師の多動性-衝動性	10.5 (8.0)[a]	6.9 (4.5)[a]	18.6 (5.7)[b]

＊ ADHD/I = ADHD不注意優勢型，ADHD/COM = ADHD混合型。（ ）内は標準偏差。別々の肩付き文字がついた平均は，$p < 0.05$水準での異なる有意差を示す。
DuPaul, Power, et al. (1998). Copyright 1998 by The Psychoeducational Corporation. 許可を得て複製。

臨床現場での予測

臨床現場における予測妥当性の調査（Power, Doherty, et al., 1998 参照）の標本および方法については，前項の「標本および方法：判別的妥当性」に記載のとおりである。

ロジスティック回帰法を使って，(1) 親および教師の評価を個々に使用した場合に臨床群を対照群から判別可能かどうか，また，2つの臨床群を互いに判別可能かどうか，(2) 親の評価と教師の評価を組み合わせた場合に，単独情報よりも診断の正確性が高まるかどうかを評価した。ロジスティック回帰によって，各予測変数と基準変数（診断群に属すること）間の固有の関係を示す相関型統計量（R）が算出され，ロジスティックモデルで予測が有意な水準になるかどうか，およびモデルに変数を1つずつ追加した場合に予測が高まるかどうかを示すカイ2乗統計量が示された。

不注意のサブスケールの予測妥当性

表4.5に，不注意のサブスケールでADHD/Iのある子どもを対照群から判別可能かどうかを評価するロジスティック回帰分析の結果を示した。教師の評価と親の評価の両方が，別々に取り込まれた場合に，ADHD/Iに属するか対照群に属するかを予測した。教師の不注意の評価と診断の関係は中程度（R = 0.38）で，親の不注意の評価と診断の関係は低度（R = 0.26）であった。変数増加法のロジスティック回帰分析で，最初に教師の評価を重回帰式に取り込み，親の評価を追加した結果，ロジスティックモデルは有意に改善した（カイ2乗 = 6.85, p < 0.01）。このモデルで教師の評価と親の評価を組み合わせた場合，72%のケースで正確に分類できたが，教師の評価のみで予測される確率（74%）をわずかに下回った。

次に，ロジスティック回帰分析を用いて，不注意のサブスケールでADHD/COMのある子どもを対照群から判別可能かどうかを評価した（表4.5参照）。この場合も，教師の評価と親の評価の両方が，別々に取り込まれた場合に，ADHD/COMに属するか対照群に属するかを予測した。教師の不注意の評価と診断の関係は中程度（R = 0.44）であり，

表4.5. 不注意のサブスケールを使ったロジスティック回帰分析の結果：臨床現場での調査

比較	χ^2	p	R	予測
ADHD/I vs. 対照群				
教師の評価	18.68	0.0001	0.38	74%
親の評価	10.72	0.0001	0.26	68%
ADHD/COM vs. 対照群				
教師の評価	24.11	0.0001	0.44	80%
親の評価	8.08	0.005	0.23	62%

教師の評価のみを使った場合は参加者の80%を正確に分類できた。それに対して，親の不注意の評価と診断の関係は低度（R = 0.23）であった。変数増加法のロジスティック回帰分析で，最初に教師の評価のみを重回帰式に取り込み，その後親の評価を追加しても，ロジスティックモデルに有意な改善はみられなかった。

多動性-衝動性のサブスケールの予測妥当性

表4.6に，多動性-衝動性のサブスケールでADHD/COMのある子どもを対照群から判別可能かどうかを評価するロジスティック回帰分析の結果を示した。教師の評価と親の評価の両方が，別々に取り込まれた場合に，ADHD/COMに属するか対照群に属するかを予測することができた。教師の多動性-衝動性の評価と診断の関係は中程度（R = 0.32）で，親の多動性-衝動性の評価と診断の関係は低度（R = 0.22）であった。変数増加法のロジスティック回帰分析で，最初に教師の評価を重回帰式に取り込み，親の評価を追加した結果，ロジスティックモデルは有意に改善した（カイ2乗（1） = 7.18, p < 0.01）。教師の評価と親の評価を組み合わせた場合は，75%のケースで正確に分類できた。

次に，ロジスティック回帰分析を使って，多動性-衝動性のサブスケールでADHD/COMのある子どもをADHD/Iのある子どもから判別可能かどうかを評価した（表4.6参照）。教師の評価と親の評価の両方が，別々に取り込まれた場合に，ADHD/COM群に属するかADHD/I群に属するかを予測することができた。教師の多動性-衝動性の評価と診断の関係は中程度（R = 0.46）で，教師の評価は84%のケースで正確に分類できた。それに対して，親の多動性-衝動性の評価と診断の関係は低度（R = 0.24）であった。変数増加法のロジスティック回帰分析で，最初に教師の評価のみを重回帰式に取り込み，その後親の評価を追加しても，ロジスティックモデルに有意な改善はみられなかった。

結論

臨床現場での調査結果から，不注意のサブスケールでADHD/Iのある子どもを対照群

表4.6. 多動性-衝動性のサブスケールを使ったロジスティック回帰分析の結果：臨床現場での調査

比較	χ^2	p	R	予測
ADHD/COM vs. 対照群				
教師の評価	12.70	0.001	0.32	65%
親の評価	6.95	0.01	0.22	60%
ADHD/COM vs. ADHD/I				
教師の評価	30.14	0.0001	0.46	84%
親の評価	7.69	0.01	0.24	64%

から，そしてADHD/COMある子どもを対照群から判別可能であることが示された。さらに，ロジスティック回帰分析によって，多動性-衝動性のサブスケールでADHD/COMのある子どもを対照群から，そしてADHD/COMのある子どもをADHD/Iのある子どもから判別できることが示された。また，結果からは，ADHD Rating Scale-IVの教師の評価は，どのサブタイプに属するかを予測するうえで極めて重要であることが明らかになった。親の評価も診断を有意に予測するが，ADHDのサブタイプの予測においては教師の評価の方が親の評価よりも優れていた。さらに，教師と親の両方を含む診断予測のアプローチは，単独情報提供者のアプローチよりも優れていることが示唆された。

学校現場での予測

学校現場における予測妥当性の調査（Power, Andrews, et al., 1998）の参加者は，幼稚園から8年生までを対象とする2つの学区から紹介された生徒であった。参加者は，学業面や行動面の問題により，担任教師から校内の生徒支援委員会（PAC: Pupil Assistance Committee）に紹介された通常学級に在籍する生徒である。調査期間中，259名の生徒がPACに紹介された。これらの生徒の親に，調査について説明し，親および教師の評価スケールを用いて子どもの注意および行動に関する問題をスクリーニングする許可を求める手紙を送付した。156名（60%）の親または後見人が，子どもにスクリーニングを受けさせることを承諾した。9人の生徒は薬剤を服用していたために除外された。残りの147名が調査対象となり，そのうちの48名が女児であった。生徒の年齢は5～14歳で，平均は9歳であった。人種は，29.6%がアフリカ系アメリカ人，3.7%がラテン系アメリカ人，1.2%が先住アメリカ人，2.5%がアジア系アメリカ人，61.7%が白人であった。標本の90%近くが中流の社会経済的地位に分類された。

マルチゲート式のスクリーニング・プロセスによって，ADHDの基準を満たす生徒を判定した。調査期間中にPACに紹介されたすべての生徒の親に，注意および行動に関する問題を調査するスクリーニングへの参加を求める手紙を送付した。承諾した親にはADHD Rating Scale-IVの記入を依頼した。さらに，親が承諾した生徒については，教師にも子どもの注意に関する分析表（CAP: Child Attention Profile）とADHD Rating Scale-IVに記入してもらった。CAPの不注意または過活動あるいはその両方の要因で93パーセンタイル値と評定された場合にADHDのスクリーニング基準を満たすものとし，該当した生徒は評価の次の段階に進んだ。スクリーニング基準を満たさなかった生徒は，それ以降の検査は受けなかった。スクリーニング基準を満たした生徒は95名（64.6%）であった。

スクリーニングの基準を満たした各生徒の親に連絡をとり，診断面接の日時を設定した。インフォームド・コンセントを取得したうえで，76名（ADHDのスクリーニングで

陽性を示した生徒のうちの80.0%）の生徒の親に診断面接を実施した。この76名については，教師に2回目のCAP（CAP-2）を記入してもらった。親とのDICA-R，教師が評価したCAP-2などで構成された多方式のアセスメント・バッテリーのスコアに基づいて，子どもを診断群と臨床対照群のいずれかに振り分けた。臨床群に属するかどうかの判定にはADHD Rating Scale-IVは使用していない。

　DICA-RでADHDのいずれかのサブタイプの基準を満たし，教師によるCAP-2の不注意または過活動あるいはその両方のサブスケールで93パーセンタイル値以上であると評価された場合，その子どもは（サブタイプを問わず）ADHDがあると分類された。この基準によって，52名の子どもにADHDがあると分類された。該当するサブタイプはDICA-Rによって分類され，29名の生徒にADHD/I，0名にADHD/HI，23名にADHD/COMがあると診断された。この標本のうち，CAPの初回スクリーニングで基準を満たさなかった52名の子どもを含む76名の生徒は，ADHDの基準を満たさず，対照群に割り当てられた。このほか19名の生徒がCAPを使用したスクリーニングの基準を満たしたが，親との診断面接を設定することができなかった。

不注意のサブスケールの予測妥当性

　表4.7に，ADHD Rating Scale-IVの不注意のサブスケールでADHD/Iのある子どもを対照群から判別可能かどうかを評価するロジスティック回帰分析の結果を示した。教師の評価と親の評価の両方が，別々に取り込まれた場合に，ADHD/Iに属するか対照群に属するかを予測した。教師の不注意の評価と診断の関係は低〜中程度（R = 0.32）で，親の不注意の評価と診断の関係は低度（R = 0.27）であった。変数増加法のロジスティック回帰分析で，最初に教師の評価を重回帰式に取り込み，親の評価を追加した結果，ロジスティックモデルは有意に改善した（カイ2乗［1］= 7.90, p < 0.01）。教師の評価と親の評価を組み合わせた場合，78%のケースで正確に分類できた。

　次に，ロジスティック回帰分析を使って，不注意のサブスケールでADHD/COMのある子どもを対照群の子どもから判別可能かどうかを評価した（表4.7参照）。教師の評価

表4.7. 不注意のサブスケールを使ったロジスティック回帰分析の結果：学校現場での調査

比較	χ^2	p	R	予測
ADHD/I vs. 対照群				
教師の評価	15.65	0.0001	0.32	75%
親の評価	11.52	0.001	0.27	76%
ADHD/COM vs. 対照群				
教師の評価	18.15	0.0001	0.36	78%
親の評価	20.30	0.0001	0.36	80%

と親の評価の両方が，別々に取り込まれた場合に，ADHD/COM群に属するか対照群に属するかを予測した。教師の不注意の評価と診断の関係は低～中程度（R = 0.36）で，親の不注意の評価と診断の関係も同じ（R = 0.36）であった。変数増加法のロジスティック回帰分析で，最初に教師の評価を重回帰式に取り込み，親の評価を追加した結果，ロジスティックモデルは有意に改善した（カイ2乗 [1] = 12.29, p < 0.001）。教師の評価と親の評価を組み合わせた場合は，83%のケースで正確に分類できた。

多動性-衝動性のサブスケールの予測妥当性

ロジスティック回帰分析を使って，多動性-衝動性のサブスケールでADHD/COMのある子どもを対照群の子どもから判別可能かどうかを評価した（表4.8参照）。教師の評価と親の評価の両方が，別々に取り込まれた場合に，ADHD/COM群に属するか対照群に属するかを予測することができた。教師の多動性-衝動性の評価と診断の関係は低度（R = 0.26）で，親の多動性-衝動性の評価と診断の関係は中程度（R = 0.40）であった。変数増加法のロジスティック回帰分析で，最初に親の評価を重回帰式に取り込み，教師の評価を追加した結果，ロジスティックモデルは有意に改善した（カイ2乗 [1] = 6.04, p < 0.05）。教師の評価と親の評価の組み合わせた場合は，83%のケースで正確に分類された。

次に，ロジスティック回帰分析を使って，多動性-衝動性のサブスケールでADHD/COMのある子どもをADHD/Iのある子どもから判別可能かどうかを評価した（表4.8参照）。教師の評価のみを取り込んだ結果生成された分析モデルでは，ADHD/COMのある子どもをADHD/Iのある子どもから統計的に有意な水準で判別することができなかった。しかし，親の評価を単独で取り込んだ場合は，ADHD/COMをADHD/Iから判別することが可能で，79%のケースで正確に分類できた。親の多動性-衝動性の評価と診断の関係は中程度（R = 0.39）であった。変数増加法のロジスティック回帰分析で，最初に親の評価のみを重回帰式に取り込み，その後教師の評価を追加しても，ロジスティックモデルに有意な改善はみられなかった。

表4.8. 多動性-衝動性のサブスケールを使ったロジスティック回帰分析の結果：学校現場での調査

比較	χ^2	p	R	予測
ADHD/COM vs. 対照群				
教師の評価	9.88	0.01	0.26	78%
親の評価	22.51	0.0001	0.40	82%
ADHD/COM vs. ADHD/I				
教師の評価	2.66	n.s.	0.08	62%
親の評価	17.46	0.0001	0.39	79%

結論

　学校現場での調査結果からは，ADHD Rating Scale-IV の不注意および多動性-衝動性のサブスケールで，ADHD/COM 群および ADHD/I 群に属するかどうかを予測することが可能であることが示された。ロジスティック回帰分析では，不注意のサブスケールで，ADHD/I および ADHD/COM のある子どもが対照群から正確に判別されることが明らかになった。さらに，ロジスティック回帰分析により，多動性-衝動性のサブスケールで ADHD/COM のある子どもを対照群から，そして ADHD/COM のある子どもを ADHD/I のある子どもから判別できることが示された。結果のパターンは，予測に不注意のサブスケールを使用したか，多動性-衝動性のサブスケールを使用したかによって若干異なる。予測が不注意のサブスケールに基づく場合は，教師と親の両方が診断の予測に対して顕著かつ本質的に同等な影響を与えた。この調査結果は，ADHD/I のある子どもの予測と ADHD/COM のある子どもの予測で認められた。変数増加法のロジスティック回帰分析で，最初に教師の評価を取り込んだ場合は，親の評価が診断の予測にさらに顕著な影響を与えた。

　予測が多動性-衝動性のサブスケールに基づく場合は，概して親の評価の方が教師の評価よりも正確であった。多動性-衝動性の教師の評価と親の評価は，ともに対照群の子どもに対して ADHD/COM のある子どもの予測に影響を与えたが，親の評価の方が明らかに予測への影響が強かった。さらに，親の多動性-衝動性の評価では ADHD の 2 つのサブタイプを判別することが可能であったが，教師の多動性-衝動性の評価ではそのような結果は得られなかった。

考察および結論

　一連の検証によって，ADHD Rating Scale-IV の家庭版および学校版が，スクリーニング，診断，治療結果の尺度として使用されるための適切な心理測定学的特性を備えていることが示された。また，評価スケール両版のサブスケールが，高い水準の内部一貫性および再テスト法による信頼性を備えていることも確認された。さらに，サブスケールのスコアが，ADHD のアセスメントで広く用いられている質問票（コナーズの親用および教師用評価スケールなど）と有意な相関関係があることが認められた。ADHD の症状の教師の評価は，教室での行動観察および子どもの学力と有意な相関関係があることが明らかになった。親の評価は，教室での行動や学習の尺度との相関が低かったが，これは親がわが子の行動を異なる環境（家など）で評価しているためと考えられる。また，ADHD Rating Scale-IV の親および教師の評価によって，ADHD の異なるサブタイプを示す子ども，および ADHD のある子どもと臨床施設に紹介された ADHD のない子どもを判別可能なことが実証された。最後に，親の評価と教師の評価を組み合わせた場合，臨

床現場と学校現場の両方のアセスメントでADHDの診断を予測できることがわかった。ADHD Rating Scale-IVは，診断面接，行動観察，関連する尺度を含む総合的なアセスメント・バッテリーの一部として使用した場合に，ADHDの症状の頻度に関して，信頼性の高い，妥当なデータを提示するものといえる。

第 5 章

診断およびスクリーニングを目的とした
スケールの解釈および使用

❖

　ADHD を検査する評価スケールを選択する場合，尺度に心理測定学的特性が備わっていることを把握するだけでは十分とは言えない。臨床家は，ADHD を診断する場合および障害のない子どもをスクリーニングで除外する場合，この尺度の有用性についても理解しておく必要がある。検査法の臨床的有用性の評価で重要な点は，手法の感度と特異度に加え，陽性的中力（PPP）と陰性的中力（NPP）についても検証することである。本章では，親から紹介された臨床現場および教師から紹介された学校現場での ADHD Rating Scale-IV の臨床的有用性を評価するために私たちが実施した研究について解説する。また，臨床的判断を行う場合のこのスケールの使用法を例証するために，いくつかの事例も掲載する。

ADHD の診断

　感度と PPP は，障害を診断または「決定」する場合の尺度の有用度を判断するうえで極めて有効な統計値である。評価スケールの使用において，障害があるとされる子どもが特定のカットオフスコア以上で評価される確率を示すのが感度である。例えば，不注意の尺度で 93 パーセンタイル値のスコアに対応する感度が 0.90 である場合，ADHD があるとされる子どもの 90% がこのパーセンタイル値以上のスコアになることを意味する。感度は，障害から行動またはスコアへの一般則を導く演繹的なプロセスに対する確信度を表すものである。それに対して，PPP は，スコアが診断尺度の指定されたカットオフポイント以上である場合に，その子どもに障害がある確率を示すものである。例えば，不注意の尺度で 93 パーセンタイル値のスコアに対応する PPP が 0.90 である場合，スコアがこのカットオフポイント以上である子どもの 90% に ADHD があることを意味

する。つまり，PPPは，スコアから障害への一般則を導くという臨床判断で通常用いられる帰納的なプロセスに対して臨床家が有する確信度を表すものである。

ADHDのスクリーニング

特異度とNPPは，スクリーニングによって障害を除外する場合の尺度の有用度を判断するうえで有効となる。特異度は，ある障害のない子どもが特定のカットオフスコア未満で評価される確率を示す。例えば，不注意の尺度で85パーセンタイル値のスコアに対応する特異度が0.90である場合，ADHDのない子どもの90%がこのパーセンタイル値未満のスコアになることを意味する。感度と同様に特異度も，障害から行動またはスコアへの一般則を導くことに対する確信度を表すものである。それに対して，NPPは，スコアが診断尺度の指定されたカットオフポイント未満である場合に，子どもに障害のない確率を示す。例えば，不注意の尺度で85パーセンタイル値のスコアに対応するNPPが0.90である場合，スコアがこのカットオフポイント未満である子どもの90%にADHDがないことを意味する。PPPと同様にNPPも，行動またはスコアから障害への一般則を導くことに対して臨床家が有する確信度を表すものである。

研究者の中には，尺度の臨床的有用性を評価する場合に，PPPおよびNPPの方が感度および特異度よりも重要であると論じる人もいる（Chen, Faraone, Biederman, & Tsuang, 1994; Laurent, Landau, & Stark, 1993）。実際，どちらの構成概念の組み合わせも，尺度の有用性や最適なカットオフスコアを判断するうえでの重要な検討事項である。この点については，本章の後半で検討する。

最適なカットオフスコアの選択

スケール上のどこが最適なカットオフスコアであるかは，アセスメントの目的によって左右される。検査者が一般人口の子どもを対象にADHDのスクリーニングを実施する場合は，ADHDが存在しないことを高度な正確さで予測するカットオフスコア（NPP）と，ADHDのない子どもを比較的高い割合で見つけることができるカットオフスコア（特異度）を選択することが極めて重要となる。一般に，スクリーニングの場合は，ADHDのある子どもを過度に「包含」する方が，こうした子どもを過度に除外するよりも好ましいとされている。これは，その後実施される評価によってより正確な診断が行われることがわかっているためである。一方，検査者が診断アセスメントを実施する場合は，ADHDが存在することを高度な正確さで予測するカットオフスコア（PPP）と，ADHDがあるとされる子どもを比較的高い割合を見つけることができるカットオ

フスコア（感度）を選択することが極めて重要となる。診断アセスメントを目的とする場合は，過度に「除外」する方が好ましいとされている。ADHDの診断は，服用する薬剤や学校のカリキュラムの影響を受けることが少なくないため，検査者は，正確な診断であることを確信すること，および偽陽性を出さないようにすることが肝要となる。

ADHD Rating Scale-IV の臨床的有用性の調査

　私たちは，ADHD Rating Scale-IV の臨床的有用性を検証するために，臨床現場と学校現場で2通りの研究を実施した（Power, Andrews, et al., 1998; Power, Doherty, et al., 1998）。これらの研究の方法論は，第4章の判別的妥当性および予測妥当性の項に記載されている。臨床現場の標本と学校現場の標本の両方について，症状の有用性の推定値（感度，特異度，PPP，NPP）を用いて，ADHD Rating Scale-IV の不注意のサブスケール上で，(1) ADHD/I のある子どもを ADHD のいずれのサブタイプもない臨床対照群から判別する最適なカットオフスコア，および (2) ADHD/COM のある子どもを臨床対照群から判別する最適なカットオフスコアを確定した。また，症状の有用性の推定値を用いて，多動性-衝動性のサブスケール上で，(1) ADHD/COM のある子どもを臨床対照群から判別する最適なカットオフスコア，および (2) ADHD/I のある子どもを ADHD/COM のある子どもから判別する最適なカットオフスコアを確定した。

　PPPおよびNPPを使用する場合の問題点は，これらの統計値が標本内の症状の基準率（カットオフ）や診断に極めて敏感に反応することである（Verhulst & Root, 1992）。従って，標本内にそれぞれ異なる基準率のある可能性がある別々のカットオフスコアの臨床的有用性を比較する場合は，偶然性のみによる予測精度を補正する κ 統計量を用いる必要がある。この調査の補正 PPP（cPPP）および補正 NPP（cNPP）に用いた κ 統計量は，DSM-IV の実地試験で使用されたものであり，Frick 他（1994）によって報告されている。

臨床現場における予測

臨床現場における不注意のサブスケールの臨床的有用性

　臨床現場の調査には6～14歳の子どもが参加した。ADHD Rating Scale-IV の不注意のサブスケールで予測されるカットオフスコアに対応する症状の有用性の推定値は，教師の評価と親の評価に分けて表5.1に示した。同表は，第4章に掲載した臨床現場での研究で検証したカットオフスコア（80, 85, 90, 93, 98のパーセンタイル値）に対応する基準率，感度，特異度，PPP，cPPP，NPP，cNPPの統計量を示し，これらが教師と親が

評価した不注意のサブスケールで，ADHD/I のある子どもを対照群から判別可能かどうか，および ADHD/COM のある子どもを対照群から判別可能かどうかを示している。最適な閾値を決定するためには，妥当な水準の感度または特異度をもたらす最高水準の的中力（cPPP または cNPP）に対応するカットオフスコアを特定する必要がある。本調査の目的においては，カットオフスコアの cPPP または cNPP が 0.65 以上，感度または特異度が概ね 0.50 以上であれば臨床的に有用であるとした。

単独の情報提供者に基づく予測

不注意のサブスケールの教師の評価で ADHD/I のある子どもを対照群から判別する最適なカットオフスコアは 98 パーセンタイル値であるが，これは共変量に依存して決ま

表 5.1. 不注意のサブスケールのカットオフスコアに対応する症状の有用性の推定値：臨床現場での研究

カットオフスコア	基準率	感度	特異度	PPP（cPPP）	NPP（cNPP）
ADHD/I を対照群から判別—教師の評価					
≥ 98	0.11	0.20	0.97	0.85（0.73）	0.59（0.10）
≥ 93	0.37	0.63	0.86	0.79（0.61）	0.73（0.42）
≥ 90	0.42	0.67	0.80	0.74（0.52）	0.74（0.43）
≥ 85	0.54	0.77	0.66	0.66（0.36）	0.77（0.49）
≥ 80	0.71	0.90	0.46	0.59（0.23）	0.84（0.66）
ADHD/COM を対照群から判別—教師の評価					
≥ 98	0.10	0.20	0.97	0.83（0.71）	0.63（0.11）
≥ 93	0.38	0.72	0.86	0.78（0.63）	0.81（0.54）
≥ 90	0.45	0.80	0.80	0.74（0.56）	0.85（0.64）
≥ 85	0.55	0.84	0.66	0.64（0.38）	0.85（0.64）
≥ 80	0.70	0.92	0.46	0.55（0.22）	0.89（0.73）
ADHD/I を対照群から判別—親の評価					
≥ 98	0.35	0.47	0.74	0.61（0.27）	0.62（0.17）
≥ 93	0.66	0.83	0.49	0.58（0.22）	0.77（0.51）
≥ 90	0.75	0.93	0.40	0.57（0.20）	0.88（0.73）
≥ 85	0.77	0.93	0.37	0.56（0.18）	0.87（0.71）
≥ 80	0.83	0.93	0.26	0.52（0.11）	0.82（0.61）
ADHD/COM を対照群から判別—親の評価					
≥ 98	0.27	0.28	0.74	0.44（0.04）	0.59（0.02）
≥ 93	0.65	0.84	0.49	0.54（0.21）	0.81（0.54）
≥ 90	0.73	0.92	0.40	0.52（0.18）	0.88（0.70）
≥ 85	0.77	0.96	0.37	0.52（0.18）	0.93（0.83）
≥ 80	0.85	1.00	0.26	0.49（0.13）	1.00（1.00）

＊ カットオフスコアはパーセンタイル値。基準率は，スコアが指定されたカットオフスコア以上の臨床群または対照群の子どもの割合を示す。PPP は陽性的中力，NPP は陰性的中力，cPPP および cNPP は，PPP および NPP の補正に使用した κ 統計量を示す。
Power et al. (1998). Copyright 1998 by Plenum Publishing Corporation. 許可を得て複製。

る場合において有用であるに過ぎなかった。スコアがこのカットオフポイント以上の子どもの85%にADHD/Iがあったが（cPPP = 0.73），ADHD/Iがある子どもの20%しか，この水準（感度）以上のスコアを満たしていなかった。教師が評価する不注意のサブスケールでADHD/Iを除外する最適なカットオフスコア（80パーセンタイル値）も共変量に依存して決まる場合において有用なものであった。スコアがこのカットオフポイント未満の子どもの84%にADHD/Iがなく（cNPP = 0.66），ADHD/Iのない子どもの46%がこのカットオフポイント（特異度）未満のスコアであった。

さらに，教師の不注意のサブスケールへの評価によるADHD/COMのある子どもの予測も，かろうじて有用なものであった。ADHD/COMを決定する最適なカットオフスコアは98パーセンタイル値で，サブタイプを除外する最適なカットオフは80パーセンタイル値であった。教師の評価を用いてADHD/Iを対照群から判別する場合と同様に，cPPPとcNPPの値は比較的高かったが，感度と特異度の値は極めて低かった。

親による不注意の評価は，ADHD/IまたはADHD/COMの診断の予測または決定において有用ではなかった。ADHD/Iの除外においては，90パーセンタイル値が最も有用であり，cNPPは比較的高かったが（0.73），ADHD/Iのない子どもの40%しかこのカットオフポイント未満のスコアではなかった。ADHD/COMの除外においては，85パーセンタイル値である程度有用であった。cNPPは高かったが（0.83），ADHD/COMのない子どもの37%しかこのカットオフポイント未満のスコアではなかった。

複数の情報提供者に基づく予測

ロジスティック回帰分析の結果において，少なくともADHD/Iの基準を満たす子どもについて，各群に属するかどうかを予測する場合，不注意のサブスケールの教師の評価と親の評価を組み合わせた方が単独の情報提供者のカットオフスコアよりも優れていることが示された（第4章参照）ことから，親の評価と教師の評価を総当たりで組み合わせて症状の有用性の推定値を算出した。ADHD/IおよびADHD/COMの予測において有用性が最高となる不注意のサブスケールのカットオフスコアの組み合わせは，表5.2のとおりである。ADHD/IおよびADHD/COMを予測または「決定」できる，組み合わせによるカットオフスコアは，概して，単独のスケールの閾値よりも優れていた。例えば，不注意のサブスケールの教師の評価が90パーセンタイル値以上である場合，74%のケースでADHD/Iの診断を伴ったが（cPPP = 0.52），教師の評価が90パーセンタイル値以上で親の評価が93パーセンタイル値以上の組み合わせでは，的中率が85%（cPPP = 0.72）に上昇しながら，感度も適度に高いままであった（0.57）。ADHD/Iの診断の除外においては，不注意の親の評価と教師の評価の組み合わせは共変量に依存して決まる場合において有用なものであった。教師の評価が80パーセンタイル値未満で親の評価が85パーセンタイル値未満の場合で，cNPPが中程度（0.63），特異度が0.69であった。

ADHD/COMのある子どもを対照群から判別する場合においても，教師の評価が90

パーセンタイル値以上で親の評価が 93 パーセンタイル値以上のカットオフスコアが最適な組み合わせとなった。例えば，この組み合わせでは，cPPP が高水準（0.77）となり，感度は ADHD/COM の基準を満たす子どもの 76% のケースを予測した。ADHD/COM の除外においては，教師の評価が 80 パーセンタイル値未満で親の評価が 85 パーセンタイル値未満の場合に有用性が高く，cNPP が 0.73 で，ADHD/COM のない子どもの 69% がこの水準未満のスコアであった。

表 5.2. 不注意のサブスケールの教師（T）の評価と親（P）の評価の組み合わせに対応する症状の有用性の推定値：臨床現場での調査

カットオフスコア	基準率	感度	特異度	PPP（cPPP）	NPP（cNPP）
ADHD/I を対照群から判別					
T ≥ 80, P ≥ 80	0.60	0.83	0.60	0.64（0.33）	0.81（0.58）
T ≥ 80, P ≥ 85	0.55	0.83	0.69	0.69（0.43）	0.83（0.63）
T ≥ 80, P ≥ 90	0.55	0.83	0.69	0.69（0.43）	0.83（0.63）
T ≥ 80, P ≥ 93	0.49	0.77	0.74	0.72（0.48）	0.79（0.54）
T ≥ 80, P ≥ 98	0.29	0.43	0.82	0.68（0.41）	0.63（0.20）
T ≥ 85, P ≥ 80	0.46	0.70	0.74	0.70（0.44）	0.74（0.44）
T ≥ 85, P ≥ 85	0.43	0.70	0.80	0.75（0.54）	0.76（0.47）
T ≥ 85, P ≥ 90	0.43	0.70	0.80	0.75（0.54）	0.76（0.47）
T ≥ 85, P ≥ 93	0.38	0.67	0.86	0.80（0.63）	0.75（0.46）
T ≥ 85, P ≥ 98	0.23	0.37	0.89	0.73（0.50）	0.62（0.18）
T ≥ 90, P ≥ 80	0.37	0.60	0.83	0.75（0.54）	0.71（0.37）
T ≥ 90, P ≥ 85	0.35	0.60	0.86	0.78（0.60）	0.71（0.38）
T ≥ 90, P ≥ 90	0.35	0.60	0.86	0.78（0.60）	0.71（0.38）
T ≥ 90, P ≥ 93	0.31	0.57	0.91	0.85（0.72）	0.62（0.18）
T ≥ 90, P ≥ 98	0.18	0.33	0.94	0.83（0.69）	0.62（0.18）
ADHD/COM を対照群から判別					
T ≥ 80, P ≥ 80	0.62	0.92	0.60	0.62（0.35）	0.91（0.79）
T ≥ 80, P ≥ 85	0.55	0.88	0.69	0.67（0.43）	0.89（0.73）
T ≥ 80, P ≥ 90	0.53	0.84	0.69	0.66（0.41）	0.86（0.66）
T ≥ 80, P ≥ 93	0.50	0.84	0.74	0.70（0.49）	0.87（0.68）
T ≥ 80, P ≥ 98	0.22	0.28	0.83	0.54（0.21）	0.62（0.08）
T ≥ 85, P ≥ 80	0.50	0.84	0.74	0.70（0.49）	0.87（0.68）
T ≥ 85, P ≥ 85	0.47	0.84	0.80	0.75（0.57）	0.88（0.70）
T ≥ 85, P ≥ 90	0.45	0.80	0.80	0.74（0.56）	0.85（0.64）
T ≥ 85, P ≥ 93	0.42	0.80	0.86	0.80（0.66）	0.86（0.66）
T ≥ 85, P ≥ 98	0.17	0.24	0.89	0.60（0.31）	0.62（0.09）
T ≥ 90, P ≥ 80	0.43	0.80	0.83	0.77（0.60）	0.85（0.65）
T ≥ 90, P ≥ 85	0.42	0.80	0.86	0.80（0.66）	0.86（0.66）
T ≥ 90, P ≥ 90	0.40	0.76	0.86	0.79（0.64）	0.83（0.60）
T ≥ 90, P ≥ 93	0.37	0.76	0.91	0.86（0.77）	0.84（0.62）
T ≥ 90, P ≥ 98	0.13	0.24	0.94	0.75（0.57）	0.63（0.12）

＊ Power et al. (1998). Copyright 1998 by Plenum Publishing Corporation. 許可を得て複製。

臨床現場における多動性-衝動性のサブスケールの臨床的有用性

ADHD Rating Scale-IV の多動性-衝動性のサブスケールの予測されるカットオフスコアに対応する症状の有用性の推定値は，教師の評価と親の評価に分けて表5.3に示した。同表は，多動性-衝動性のサブスケールで，ADHD/COM のある子どもを対照群から判別可能かどうか，および ADHD/COM のある子どもを ADHD/I のある子どもから判別可能かどうかについてのデータを示している。

単独の情報提供者に基づく予測

概して，教師による多動性-衝動性の評価は，ADHD/COM を対照群と比較した場合のこのサブタイプのある子どもの予測において有用ではなかったが，ADHD/COM の診断を除外するうえでは有用であった。例えば，教師の評価が85パーセンタイル値未満の子どもの90%で ADHD/COM がなく（cNPP = 0.76），ADHD/COM のない子どもの51%

表5.3. 多動性-衝動性のサブスケールのカットオフスコアに対応する症状の有用性の推定値：臨床現場での研究

カットオフスコア	基準率	感度	特異度	PPP（cPPP）	NPP（cNPP）
ADHD/COM を対照群から判別―教師の評価					
≥ 98	0.33	0.48	0.77	0.60（0.31）	0.68（0.22）
≥ 93	0.47	0.64	0.66	0.57（0.27）	0.72（0.33）
≥ 90	0.60	0.88	0.60	0.61（0.33）	0.88（0.70）
≥ 85	0.67	0.92	0.51	0.58（0.27）	0.90（0.76）
≥ 80	0.80	0.96	0.31	0.50（0.14）	0.92（0.80）
ADHD/COM を ADHD/I から判別―教師の評価					
≥ 98	0.24	0.48	0.97	0.92（0.86）	0.69（0.32）
≥ 93	0.35	0.64	0.90	0.84（0.71）	0.75（0.45）
≥ 90	0.51	0.88	0.80	0.79（0.61）	0.89（0.76）
≥ 85	0.60	0.92	0.67	0.70（0.44）	0.91（0.80）
≥ 80	0.73	0.96	0.47	0.60（0.27）	0.93（0.85）
ADHD/COM を対照群から判別―親の評価					
≥ 98	0.45	0.16	0.63	0.27（-0.34）	0.47（-0.15）
≥ 93	0.67	0.53	0.46	0.46（-0.01）	0.47（-0.01）
≥ 90	0.68	0.60	0.43	0.47（0.02）	0.56（0.04）
≥ 85	0.73	0.67	0.40	0.49（0.05）	0.58（0.10）
≥ 80	0.78	0.73	0.26	0.48（0.31）	0.58（0.09）
ADHD/COM を ADHD/I から判別―親の評価					
≥ 98	0.35	0.56	0.83	0.74（0.52）	0.69（0.33）
≥ 93	0.67	0.84	0.47	0.57（0.21）	0.78（0.51）
≥ 90	0.71	0.84	0.40	0.54（0.15）	0.75（0.45）
≥ 85	0.78	0.92	0.33	0.53（0.15）	0.83（0.63）
≥ 80	0.82	0.92	0.27	0.51（0.10）	0.80（0.56）

* Power et al. (1998). Copyright 1998 by Plenum Publishing Corporation. 許可を得て複製。

がこのカットオフポイント未満のスコアであった（特異度）。親による多動性-衝動性の評価は，ADHD/COM の決定または除外において有用ではなかった。

　ADHD/COM のある子どもを ADHD/I のある子どもから判別する場合は，教師による多動性-衝動性のサブスケールの評価の方がはるかに有用であった。ADHD/COM を予測または決定する最適なカットオフスコアは 98 パーセンタイル値で，スコアがこの水準以上の子どもの 92% に ADHD/COM があり（cPPP = 0.86），このサブタイプのある子どもの 48% が 98 パーセンタイル値以上のスコアを示した。また ADHD の 2 つのサブタイプのある子どもを比較した場合，多動性-衝動性のサブスケールが，ADHD/COM を除外するうえで有用であった。例えば，教師の評価が 85 パーセンタイル値未満で，cNPP が 0.80，特異度が 0.67 という結果を示した。親による多動性-衝動性の評価は，ADHD の 2 つのサブタイプのある子どもを比較した場合および ADHD/COM のある子どもを対照群と比較した場合の ADHD/COM の診断の決定や除外に対して有用ではなかった。

複数の情報提供者に基づく予測

　ロジスティック回帰分析の結果において，少なくとも ADHD/COM のある子どもを対照群と比較し，ADHD/COM の基準を満たす子どもを予測する場合には，多動性-衝動性のサブスケールの教師の評価と親の評価を組み合わせた方が単独の情報提供者のカットオフスコアよりも優れていることが示された（第 4 章参照）ことから，親の評価と教師の評価を総当たりで組み合わせて症状の有用性の推定値を計算した。有用性が最高となる組み合わせのカットオフスコアは，表 5.4 のとおりである。ロジスティック回帰分析の結果に基づく予想どおり，ADHD/COM のある子どもを対照群から判別する場合は，組み合わせによるカットオフスコアの方が教師の評価のみのカットオフスコアよりも優れていたが，ADHD/COM のある子どもを ADHD/I のある子どもからの判別する場合は同じ結果を得ることはできなかった。ADHD/COM 群を対照群と比較する最適な組み合わせは，教師の評価が 90 パーセンタイル値以上で親の評価が 98 パーセンタイル値以上のときに，cPPP が中程度〜高度（0.66）となり，ADHD/COM のある子どもの 48% が識別された。ADHD/COM の除外においては，ADHD/COM 群を対照群と比較する場合と ADHD/COM 群を ADHD/I 群を比較する場合の両方で，組み合わせのカットオフスコアが教師の評価単独の場合よりも正確ではなかった。

結論：臨床現場における予測

　親から紹介された臨床現場の標本で ADHD を診断および除外する最適なカットオフスコアは，表 5.5 のとおりである。不注意のサブスケールを使って ADHD/I および ADHD/COM の存在を予測するときは，教師の評価と親の評価を組み合わせるのが最適なアプローチといえる。有用性が最も高い組み合わせは，教師の評価が 90 パーセンタ

表 5.4. 多動性-衝動性サブスケールの教師（T）の評価と親（P）の評価の組み合わせに対応する症状の有用性の推定値：臨床現場での調査

カットオフスコア	基準率	感度	特異度	PPP（cPPP）	NPP（cNPP）
ADHD/COM を対照群から判別					
T ≥ 80, P ≥ 80	0.63	0.88	0.54	0.58（0.28）	0.86（0.67）
T ≥ 80, P ≥ 85	0.62	0.88	0.57	0.59（0.31）	0.87（0.69）
T ≥ 80, P ≥ 90	0.57	0.80	0.60	0.59（0.29）	0.81（0.54）
T ≥ 80, P ≥ 93	0.55	0.80	0.63	0.61（0.32）	0.81（0.56）
T ≥ 80, P ≥ 98	0.37	0.56	0.77	0.64（0.38）	0.71（0.31）
T ≥ 85, P ≥ 80	0.53	0.84	0.69	0.66（0.41）	0.86（0.66）
T ≥ 85, P ≥ 85	0.52	0.84	0.71	0.68（0.45）	0.86（0.67）
T ≥ 85, P ≥ 90	0.47	0.76	0.74	0.68（0.45）	0.81（0.55）
T ≥ 85, P ≥ 93	0.45	0.76	0.77	0.70（0.49）	0.82（0.56）
T ≥ 85, P ≥ 98	0.28	0.52	0.88	0.76（0.60）	0.72（0.33）
T ≥ 90, P ≥ 80	0.48	0.80	0.74	0.68（0.47）	0.84（0.61）
T ≥ 90, P ≥ 85	0.47	0.80	0.77	0.71（0.51）	0.84（0.63）
T ≥ 90, P ≥ 90	0.42	0.72	0.80	0.72（0.52）	0.80（0.52）
T ≥ 90, P ≥ 93	0.40	0.72	0.83	0.75（0.57）	0.81（0.53）
T ≥ 90, P ≥ 98	0.25	0.48	0.91	0.80（0.66）	0.71（0.31）
ADHD/COM を ADHD/I から判別					
T ≥ 80, P ≥ 80	0.67	0.88	0.50	0.59（0.26）	0.83（0.63）
T ≥ 80, P ≥ 85	0.67	0.88	0.50	0.59（0.26）	0.83（0.63）
T ≥ 80, P ≥ 90	0.64	0.80	0.50	0.57（0.21）	0.75（0.45）
T ≥ 80, P ≥ 93	0.60	0.80	0.57	0.61（0.28）	0.77（0.50）
T ≥ 80, P ≥ 98	0.35	0.56	0.83	0.74（0.52）	0.69（0.33）
T ≥ 85, P ≥ 80	0.55	0.84	0.70	0.70（0.45）	0.84（0.65）
T ≥ 85, P ≥ 85	0.55	0.84	0.70	0.70（0.45）	0.84（0.65）
T ≥ 85, P ≥ 90	0.51	0.76	0.70	0.68（0.41）	0.78（0.51）
T ≥ 85, P ≥ 93	0.47	0.76	0.77	0.73（0.51）	0.79（0.54）
T ≥ 85, P ≥ 98	0.27	0.52	0.93	0.87（0.76）	0.70（0.34）
T ≥ 90, P ≥ 80	0.45	0.80	0.83	0.80（0.63）	0.83（0.63）
T ≥ 90, P ≥ 85	0.45	0.80	0.83	0.80（0.63）	0.83（0.63）
T ≥ 90, P ≥ 90	0.42	0.72	0.83	0.78（0.60）	0.78（0.52）
T ≥ 90, P ≥ 93	0.40	0.72	0.87	0.82（0.67）	0.79（0.53）
T ≥ 90, P ≥ 98	0.24	0.48	0.97	0.92（0.86）	0.69（0.32）

* Power et al. (1998). Copyright 1998 by Plenum Publishing Corporation. 許可を得て複製。

イル値以上で親の評価が 93 パーセンタイル値以上の場合と考えられる。不注意のサブスケールを使って ADHD の存在を除外する最適なアプローチもまた，複数の情報提供者によるものであった。教師の評価が 80 パーセンタイル値未満で親の評価が 85 パーセンタイル値未満の場合に有用性が最高となった。

　多動性-衝動性のサブスケールでは，ADHD/COM 群を対照群から判別する場合の有用性は限られていたが，ADHD/COM 群を ADHD/I 群から判別する場合には有用であった。ADHD/COM と ADHD/I を比較して ADHD/COM を決定する最適なアプローチは，教師の評価が 98 パーセンタイル値以上の単独の情報提供者による方法であった。2 つのサ

ブタイプを比較して ADHD/COM を除外する最も有用なアプローチもまた，教師の評価が 85 パーセンタイル値以下の単独の情報提供者によるアプローチであった。

　ADHD のある子どもを対照群の子どもから判別する場合，概して，不注意のサブスケールの方が多動性-衝動性のサブスケールよりも有用であることを考えると，子どもが紹介されてきたときには，まず不注意のサブスケールを使って不注意の障害（ADHD/I と ADHD/COM のいずれか）があるかどうかを判断することが有効な手順となる。表 5.5 に示した最適なカットオフスコアは，このような判断をする際に役立つものである。臨床家が子どもに ADHD/I または ADHD/COM があることを予測したら，次は多動性-衝動性のサブスケールを利用して，より適切なサブタイプを特定する。この場合も，表 5.5 に示したカットオフスコアが参考になる。

　ここで注意すべき点は，本調査で確定した不注意のサブスケールの最適なカットオフスコアを使用したときに，実際には ADHD/COM のある子どもの 24% と ADHD/I のある子どもの 43% が見逃されることである。さらに，多動性-衝動性のサブスケールの教師の評価における最適なカットオフスコアを使用した場合，52% のケースで ADHD/COM があるのか，ADHD/I があるのかを分類することができない。従って，臨床家は，ADHD が存在するかどうか，および子どもを最も的確に表しているのはどのサブタイプであるのかを判断するために，教師および親による DSM-IV の症状評価を参照するときは，慎重を期す必要がある。現時点での ADHD の診断アセスメントでは，ADHD Rating Scale-IV の教師および親の評価に加えて，その他の尺度（診断面接や行動観察など）を併用することが推奨される。

　この標本には ADHD/HI のある子どもがほとんど含まれていなかったため，多動性-衝動性のサブスケールで ADHD/HI のある子どもを対照群から判別することができな

表 5.5. ADHD の診断および除外の最適なカットオフスコア：臨床現場での調査

ADHD/I の診断	不注意のサブスケール（教師）	≥ 90 パーセンタイル値
	不注意のサブスケール（親）	≥ 93 パーセンタイル値
	多動性-衝動性のサブスケール（教師）	≤ 85 パーセンタイル値
ADHD/I の除外	不注意のサブスケール（教師）	< 80 パーセンタイル値
	不注意のサブスケール（親）	< 85 パーセンタイル値
ADHD/COM の診断	不注意のサブスケール（教師）	≥ 90 パーセンタイル値
	不注意のサブスケール（親）	≥ 93 パーセンタイル値
	多動性-衝動性のサブスケール（教師）	≥ 98 パーセンタイル値
ADHD/COM の除外	不注意のサブスケール（教師）	< 80 パーセンタイル値
	不注意のサブスケール（親）	< 85 パーセンタイル値
	多動性-衝動性のサブスケール（教師）	< 85 パーセンタイル値

＊　（　）内は情報提供者。

かった。現時点で適切なガイドラインは，ADHD の不注意型または混合型が除外される可能性がありながら（不注意のサブスケールの教師の評価が 80 パーセンタイル値未満で，同スケールの親の評価が 85 パーセンタイル値未満の場合），ADHD の多動性-衝動性型が除外されない場合に（多動性-衝動性のサブスケールの教師の評価が 85 パーセンタイル値以上の場合），ADHD/HI の診断可能性を検討することである。

　本調査の結果は，6 〜 14 歳までの子どもを対象とする臨床現場で一般化が可能である。学校現場のプログラムや就学前の子ども，または年長の青少年を対象とする医療施設といった他の環境では，この調査結果が十分に適用できないことがある。PPP および NPP を補正する κ 統計量を使用することで，症状や疾患によって基準率の異なる環境での予測可能性のばらつきが緩和されている（Chen et al, 1994; Frick et al., 1994）が，子どものクリニックへの紹介者に関する根本的な環境の相違（親に対する教師）や機能障害の種類によっては，状況間に一貫性がなく，κ 統計量でも完全に補正されない場合がある。学校現場で教師から紹介された子どもについて，ADHD Rating Scale-IV を使って臨床判断をする場合は，次項に記載されているガイドラインがより的確かつ参考になるだろう。また，表 5.5 の推奨のカットオフスコアを少数民族に属する子どもに適用する場合も，臨床家には慎重な対応が望まれる（第 3 章参照）。

学校現場における予測

学校現場における不注意のサブスケールの臨床的有用性

　教師から紹介された学校現場の調査には幼稚園から 8 年生までの子どもが参加した。不注意のサブスケールの予測されるカットオフスコア（80，85，90，93，98 のパーセンタイル値）に対応する基準率，感度，特異度，PPP，cPPP，NPP，cNPP などの症状の有用性の推定値を，教師の評価と親の評価に分けて算出した。結果は表 5.6 のとおりである。最適な閾値を決定するためには，感度または特異度が妥当な水準となる最高水準の的中力（cPPP または cNPP）に対応したカットオフスコアを特定することが必要となる。本調査の目的においては，カットオフスコアの cPPP または cNPP が 0.65 以上，感度または特異度が概ね 0.50 以上であれば臨床的に有用であるとした。

単独の情報提供者に基づく予測

　本調査で採用した閾値で検証した結果，ADHD/I または ADHD/COM の存在の予測において，単独の情報提供者による不注意の評価は有用でないことが示された。ADHD/I および ADHD/COM のある子どもを対照群の子どもから判別するために不注意のサブスケールを使用したところ，感度が高いケースはいくつかみられたものの，教師と親の両

表 5.6. 不注意のサブスケールのカットオフスコアに対応する症状の有用性の推定値：学校現場での研究

カットオフスコア	基準率	感度	特異度	PPP (cPPP)	NPP (cNPP)
ADHD/I を対照群から判別―教師の評価					
≥ 98	0.06	0.14	0.97	0.67 (0.54)	0.75 (0.09)
≥ 93	0.16	0.34	0.91	0.59 (0.43)	0.78 (0.22)
≥ 90	0.21	0.45	0.88	0.59 (0.43)	0.81 (0.30)
≥ 85	0.30	0.59	0.82	0.55 (0.38)	0.84 (0.41)
≥ 80	0.42	0.86	0.75	0.57 (0.40)	0.93 (0.76)
ADHD/COM を対照群から判別 ― 教師の評価					
≥ 98	0.03	0.04	0.97	0.33 (0.13)	0.77 (0.01)
≥ 93	0.15	0.35	0.91	0.53 (0.39)	0.82 (0.23)
≥ 90	0.22	0.57	0.88	0.59 (0.47)	0.87 (0.44)
≥ 85	0.31	0.74	0.82	0.55 (0.41)	0.91 (0.62)
≥ 80	0.37	0.78	0.75	0.49 (0.33)	0.92 (0.65)
ADHD/I を対照群から判別―親の評価					
≥ 98	0.11	0.28	0.95	0.67 (0.54)	0.77 (0.18)
≥ 93	0.29	0.48	0.79	0.47 (0.26)	0.80 (0.28)
≥ 90	0.36	0.59	0.72	0.45 (0.24)	0.82 (0.35)
≥ 85	0.55	0.76	0.53	0.38 (0.14)	0.85 (0.46)
≥ 80	0.67	0.90	0.41	0.36 (0.12)	0.91 (0.68)
ADHD/COM を対照群から判別 ― 親の評価					
≥ 98	0.11	0.30	0.95	0.64 (0.53)	0.82 (0.22)
≥ 93	0.30	0.61	0.79	0.47 (0.31)	0.87 (0.44)
≥ 90	0.38	0.74	0.72	0.45 (0.28)	0.90 (0.58)
≥ 85	0.57	0.91	0.53	0.37 (0.18)	0.95 (0.80)
≥ 80	0.66	0.96	0.41	0.32 (0.12)	0.97 (0.87)

　方の評価のカットオフスコアで検証した cPPP の統計量は，いずれも許容水準をはるかに下回っていた。例えば，親の評価が 85 パーセンタイル値以上の閾値は，対照群に対して ADHD/COM の基準を満たす子どもの 91% を検出する有用なものであったが（感度），スコアがこのカットオフスコア以上の子どもの 37% しか ADHD/COM と診断されず（PPP），cPPP の値は 0.18 であった。

　それに対して，診断の除外においては，不注意のサブスケールの親および教師の評価は概して有用性が高かった。教師の評価が 80 パーセンタイル値未満の場合，93% のケースで ADHD/I を除外することができ（cNPP = 0.76），ADHD と診断されていないケースの 75% でスコアがこのカットオフスコアを下回った（特異度）。また，同じカットオフスコアで，92% のケースで ADHD/COM を除外することができ（cNPP = 0.65），特異度は 0.75 であった。不注意のサブスケールの親の評価もまた ADHD/I および ADHD/COM の除外において有用であったが，教師の評価よりは有用性が若干劣っていると考えられる。親の評価が 80 パーセンタイル値未満の場合，91% のケースで ADHD/I を除外できた

が (cNPP = 0.68),このカットオフスコアに対応する特異度はわずか0.41であった。また,同じカットオフスコアで,97%のケースでADHD/COMを除外することができたが (cNPP = 0.87),特異度は0.41であった。

複数の情報提供者に基づく予測

ロジスティック回帰分析の結果において,ADHD/IおよびADHD/COMのある子どもを対照群の子どもから判別する場合,不注意のサブスケールの教師の評価と親の評価を組み合わせた方が単独の情報提供者のアプローチよりも効率的であることが示された

表5.7. 不注意のサブスケールの教師(T)の評価と親(P)の評価の組み合わせに対応する症状の有用性の推定値:学校現場での調査

カットオフスコア	基準率	感度	特異度	PPP (cPPP)	NPP (cNPP)
ADHD/I を対照群から判別					
T ≥ 80, P ≥ 80	0.32	0.76	0.84	0.65 (0.51)	0.90 (0.64)
T ≥ 80, P ≥ 85	0.27	0.66	0.88	0.68 (0.56)	0.87 (0.53)
T ≥ 80, P ≥ 90	0.20	0.52	0.92	0.71 (0.61)	0.83 (0.40)
T ≥ 80, P ≥ 93	0.17	0.45	0.93	0.72 (0.62)	0.82 (0.33)
T ≥ 80, P ≥ 98	0.09	0.24	0.97	0.78 (0.69)	0.77 (0.17)
T ≥ 85, P ≥ 80	0.21	0.70	0.91	0.68 (0.56)	0.83 (0.39)
T ≥ 85, P ≥ 85	0.18	0.70	0.92	0.68 (0.56)	0.81 (0.33)
T ≥ 85, P ≥ 90	0.13	0.61	0.93	0.64 (0.51)	0.78 (0.20)
T ≥ 85, P ≥ 93	0.12	0.48	0.95	0.69 (0.57)	0.78 (0.21)
T ≥ 85, P ≥ 98	0.06	0.22	0.99	0.83 (0.77)	0.76 (0.12)
T ≥ 90, P ≥ 80	0.15	0.41	0.95	0.75 (0.65)	0.81 (0.31)
T ≥ 90, P ≥ 85	0.13	0.34	0.95	0.71 (0.61)	0.79 (0.24)
T ≥ 90, P ≥ 90	0.10	0.24	0.95	0.64 (0.50)	0.77 (0.15)
T ≥ 90, P ≥ 93	0.10	0.24	0.95	0.64 (0.50)	0.77 (0.15)
T ≥ 90, P ≥ 98	0.05	0.14	0.99	0.80 (0.72)	0.75 (0.09)
ADHD/COM を対照群から判別					
T ≥ 80, P ≥ 80	0.29	0.74	0.84	0.59 (0.46)	0.91 (0.63)
T ≥ 80, P ≥ 85	0.25	0.70	0.88	0.64 (0.53)	0.91 (0.59)
T ≥ 80, P ≥ 90	0.20	0.61	0.92	0.70 (0.61)	0.89 (0.51)
T ≥ 80, P ≥ 93	0.16	0.48	0.93	0.69 (0.59)	0.86 (0.38)
T ≥ 80, P ≥ 98	0.07	0.22	0.97	0.71 (0.63)	0.80 (0.16)
T ≥ 85, P ≥ 80	0.23	0.70	0.91	0.70 (0.60)	0.91 (0.60)
T ≥ 85, P ≥ 85	0.22	0.70	0.92	0.73 (0.64)	0.91 (0.61)
T ≥ 85, P ≥ 90	0.18	0.61	0.93	0.74 (0.66)	0.89 (0.52)
T ≥ 85, P ≥ 93	0.15	0.48	0.95	0.73 (0.65)	0.86 (0.39)
T ≥ 85, P ≥ 98	0.06	0.22	0.99	0.83 (0.78)	0.81 (0.17)
T ≥ 90, P ≥ 80	0.16	0.52	0.95	0.75 (0.67)	0.87 (0.43)
T ≥ 90, P ≥ 85	0.16	0.52	0.95	0.75 (0.67)	0.87 (0.43)
T ≥ 90, P ≥ 90	0.15	0.48	0.95	0.73 (0.65)	0.86 (0.39)
T ≥ 90, P ≥ 93	0.13	0.39	0.95	0.69 (0.60)	0.84 (0.30)
T ≥ 90, P ≥ 98	0.06	0.22	0.99	0.83 (0.78)	0.81 (0.17)

* Power et al. (1998). Copyright by the American Psychological Association. 許可を得て複製。

(第4章参照)ことから,親の評価と教師の評価を総当たりで組み合わせて症状の有用性の推定値を計算した。ADHD/I および ADHD/COM の予測または決定において,組み合わせによるカットオフスコアは,概して単独の情報提供者の閾値よりも優れていた。どのサブタイプに属するかの予測において,有用性が最高となる不注意のサブスケールのカットオフスコアの組み合わせは表5.7のとおりである。教師の評価が93パーセンタイル値以上の組み合わせは,感度および cNPP の比率が極めて低かったため省略した。ADHD/I と ADHD/COM の両方の予測における最適な組み合わせは,教師の評価が90パーセンタイル値以上で親の評価が80パーセンタイル値以上の場合である。ADHD/I の診断の予測において,このスコアの組み合わせに対応する cPPP は0.65であるが,感度は0.41に過ぎなかった。ADHD/COM の診断の予測においては,この組み合わせの cPPP の値は0.67で,感度は0.52となった。すなわちカットオフ値の最適な組み合わせでは,的中率はほどほどに高いが,ADHD/I または ADHD/COM のある子どもの約50%を予測することができなかった。ADHD の診断の除外においては,不注意のサブスケールにおける教師の評価と親の評価の組み合わせは,単独の情報提供者によるアプローチほど有用ではなかった。

学校現場における多動性-衝動性のサブスケールの臨床的有用性

単独の情報提供者に基づく予測

　ADHD Rating Scale-IV の多動性-衝動性のサブスケールの予測されるカットオフスコア(80, 85, 90, 93, 98のパーセンタイル値)に対応する症状の有用性の推定値は,表5.8に教師の評価と親の評価に分けて示した。概して,教師による多動性-衝動性の評価は,診断群に属するかどうかの予測または除外において有用ではなかった。多動性-衝動性のサブスケールで親の評価が98パーセンタイル値以上の場合,ADHD/COM のある子どもを対照群から中程度〜高度(cPPP = 0.67)に判別できたが,ADHD/COM のある子どもの26%しかスコアが ADHD Rating Scale-IV のこのカットオフスコアを上回らなかった(感度)。しかし,ADHD/I に対して ADHD/COM のある子どもを予測する場合において,親の評価が90パーセンタイル値以上の閾値は極めて有用であり,このカットオフスコアを使用した場合の cPPP は0.70で,感度は0.65であった。

　診断群への分類の除外においては,多動性-衝動性のサブスケールの親の評価が有用であったが,教師の評価は有用性が示されなかった。親の評価が80パーセンタイル値未満の場合は,94%のケース(cNPP = 0.75)で ADHD/COM を除外することができ,特異度は0.63であった。また,親の評価がこのカットオフスコア未満の場合,ADHD/I のある子どもを ADHD/COM のある子どもと比較して,86%のケース(cNPP = 0.68)で ADHD/COM を除外することができ,特異度は0.62であった。

表5.8. 多動性-衝動性のサブスケールのカットオフスコアに対応する症状の有用性の推定値：学校現場での研究

カットオフスコア	基準率	感度	特異度	PPP (cPPP)	NPP (cNPP)
	ADHD/COM を対照群から判別―教師の評価				
≥ 98	0.04	0.09	0.97	0.50 (0.35)	0.78 (0.05)
≥ 93	0.09	0.22	0.95	0.56 (0.42)	0.80 (0.14)
≥ 90	0.12	0.30	0.93	0.58 (0.46)	0.82 (0.21)
≥ 85	0.20	0.48	0.88	0.55 (0.41)	0.85 (0.35)
≥ 80	0.28	0.61	0.82	0.50 (0.35)	0.87 (0.45)
	ADHD/COM を ADHD/I から判別―教師の評価				
≥ 98	0.06	0.09	0.97	0.67 (0.40)	0.57 (0.03)
≥ 93	0.17	0.22	0.86	0.56 (0.20)	0.58 (0.05)
≥ 90	0.21	0.30	0.86	0.64 (0.35)	0.61 (0.12)
≥ 85	0.33	0.48	0.79	0.65 (0.37)	0.66 (0.22)
≥ 80	0.46	0.61	0.66	0.58 (0.25)	0.68 (0.27)
	ADHD/COM を対照群から判別―親の評価				
≥ 98	0.08	0.26	0.97	0.75 (0.67)	0.81 (0.20)
≥ 93	0.21	0.52	0.88	0.57 (0.44)	0.86 (0.39)
≥ 90	0.30	0.65	0.80	0.50 (0.35)	0.88 (0.50)
≥ 85	0.39	0.78	0.72	0.46 (0.30)	0.92 (0.64)
≥ 80	0.48	0.87	0.63	0.42 (0.24)	0.94 (0.75)
	ADHD/COM を ADHD/I から判別―親の評価				
≥ 98	0.15	0.26	0.93	0.75 (0.55)	0.61 (0.13)
≥ 93	0.29	0.52	0.90	0.80 (0.64)	0.70 (0.33)
≥ 90	0.35	0.65	0.90	0.83 (0.70)	0.76 (0.47)
≥ 85	0.50	0.78	0.72	0.69 (0.45)	0.81 (0.57)
≥ 80	0.60	0.87	0.62	0.65 (0.36)	0.86 (0.68)

複数の情報提供者に基づく予測

　ロジスティック回帰分析の結果において，ADHD/COM のある子どもを対照群の子どもから判別する場合，多動性-衝動性のサブスケールにおける教師の評価と親の評価を組み合わせた方が単独の情報提供者のアプローチよりも効率的であったが，ADHD/COM のある子どもを ADHD/I のある子どもから判別する場合は，そうではないことが示された（第4章参照）ことから，親の評価と教師の評価を総当たりで組み合わせて症状の有用性の推定値を計算した。サブタイプへの分類の予測または決定において，組み合わせのカットオフスコアは概して単独の情報提供者の閾値よりも優れていた。どのサブタイプに属するかを予測するうえで，有用性が最高となる不注意のサブスケールのカットオフスコアの組み合わせを表5.9に示した。教師の評価が93パーセンタイル値以上の組み合わせは，感度および cNPP の比率が極めて低かったために省略した。ADHD/I と ADHD/COM の両方の予測で最適な組み合わせは，教師の評価が80パーセンタイル値以上で親の評価が85パーセンタイル値以上の場合であった。対照群に対して

表 5.9. 多動性-衝動性のサブスケールの教師（T）の評価と親（P）の評価の組み合わせに対応する症状の有用性の推定値：学校現場での調査

カットオフスコア	基準率	感度	特異度	PPP（cPPP）	NPP（cNPP）
ADHD/COM を対照群から判別					
T ≥ 80, P ≥ 80	0.16	0.52	0.95	0.75（0.67）	0.87（0.43）
T ≥ 80, P ≥ 85	0.15	0.52	0.96	0.80（0.74）	0.87（0.44）
T ≥ 80, P ≥ 90	0.12	0.39	0.96	0.75（0.67）	0.84（0.31）
T ≥ 80, P ≥ 93	0.09	0.30	0.97	0.78（0.71）	0.82（0.23）
T ≥ 80, P ≥ 98	0.03	0.13	1.00	1.00（1.00）	0.79（0.10）
T ≥ 85, P ≥ 80	0.13	0.43	0.96	0.77（0.70）	0.85（0.35）
T ≥ 85, P ≥ 85	0.12	0.43	0.97	0.83（0.78）	0.85（0.36）
T ≥ 85, P ≥ 90	0.09	0.30	0.97	0.78（0.71）	0.82（0.23）
T ≥ 85, P ≥ 93	0.07	0.22	0.97	0.71（0.63）	0.80（0.16）
T ≥ 85, P ≥ 98	0.02	0.09	1.00	1.00（1.00）	0.78（0.07）
T ≥ 90, P ≥ 80	0.08	0.26	0.97	0.75（0.67）	0.81（0.20）
T ≥ 90, P ≥ 85	0.08	0.26	0.97	0.75（0.67）	0.81（0.20）
T ≥ 90, P ≥ 90	0.06	0.17	0.97	0.67（0.57）	0.80（0.12）
T ≥ 90, P ≥ 93	0.05	0.13	0.97	0.60（0.48）	0.79（0.08）
T ≥ 90, P ≥ 98	0.02	0.09	1.00	1.00（1.00）	0.78（0.07）
ADHD/COM を ADHD/I から判別					
T ≥ 80, P ≥ 80	0.27	0.52	0.93	0.86（0.74）	0.71（0.35）
T ≥ 80, P ≥ 85	0.25	0.52	0.97	0.92（0.86）	0.72（0.36）
T ≥ 80, P ≥ 90	0.19	0.39	0.97	0.90（0.82）	0.67（0.25）
T ≥ 80, P ≥ 93	0.15	0.30	0.97	0.88（0.78）	0.64（0.18）
T ≥ 80, P ≥ 98	0.08	0.13	0.97	0.75（0.55）	0.58（0.06）
T ≥ 85, P ≥ 80	0.21	0.43	0.97	0.91（0.84）	0.68（0.28）
T ≥ 85, P ≥ 85	0.19	0.43	1.00	1.00（1.00）	0.69（0.30）
T ≥ 85, P ≥ 90	0.13	0.30	1.00	1.00（1.00）	0.64（0.20）
T ≥ 85, P ≥ 93	0.10	0.22	1.00	1.00（1.00）	0.62（0.13）
T ≥ 85, P ≥ 98	0.04	0.09	1.00	1.00（1.00）	0.58（0.05）
T ≥ 90, P ≥ 80	0.12	0.26	1.00	1.00（1.00）	0.63（0.16）
T ≥ 90, P ≥ 85	0.12	0.26	1.00	1.00（1.00）	0.63（0.16）
T ≥ 90, P ≥ 90	0.08	0.17	1.00	1.00（1.00）	0.60（0.11）
T ≥ 90, P ≥ 93	0.06	0.13	1.00	1.00（1.00）	0.59（0.08）
T ≥ 90, P ≥ 98	0.04	0.09	1.00	1.00（1.00）	0.58（0.05）

＊　Power et al. (1998). Copyright by the American Psychological Association. 許可を得て複製。

ADHD/COM のある子どもを予測する場合，このスコアの組み合わせに対応する cPPP は 0.74 で，感度は 0.52 であった。また，ADHD/I のある子どもと比較して ADHD/COM のある子どもを予測する場合，この組み合わせでは cPPP の値が 0.86，感度が 0.52 となった。つまり，カットオフ値の最適な組み合わせでは，的中率が中程度に高いが，ADHD/I または ADHD/COM のある子どもの約 50% を予測することができなかった。ADHD の診断の除外においては，不注意のサブスケールの教師の評価と親の評価の組み合わせは，単独の情報提供者によるアプローチほど有用ではなかった。

表 5.10. 教師から紹介された学校現場の標本における ADHD の診断および除外の最適なカットオフスコア：学校現場の調査

ADHD/I の診断	不注意のサブスケール（教師）　≥ 90 パーセンタイル値
	不注意のサブスケール（親）　≥ 80 パーセンタイル値
	多動性-衝動性のサブスケール（親）　≤ 80 パーセンタイル値
ADHD/I の除外	不注意のサブスケール（教師）　< 80 パーセンタイル値
ADHD/COM の診断	不注意のサブスケール（教師）　≥ 90 パーセンタイル値
	不注意のサブスケール（親）　≥ 80 パーセンタイル値
	多動性-衝動性のサブスケール（教師）　≥ 80 パーセンタイル値
	多動性-衝動性のサブスケール（親）　≥ 85 パーセンタイル値
ADHD/COM の除外	不注意のサブスケール（教師）　< 80 パーセンタイル値
	多動性-衝動性のサブスケール（親）　< 80 パーセンタイル値

＊　（　）内は情報提供者。

結論：学校現場における予測

　教師から紹介された学校現場の標本で ADHD を診断および除外する最適なカットオフスコアを表 5.10 に示した。この結果から，教師から紹介された子どもの学校現場の標本では，ADHD の除外においては単独の情報提供者が最適であり，この障害の決定においては組み合わせのアプローチがより有用であるという結論が示された。さらに，ADHD の症状を教師および親が ADHD Rating Scale-IV で評価して報告する場合，ADHD の決定よりも除外においてより有用である可能性が示唆された。

　教師と親が評価した不注意のサブスケールは，いずれも ADHD/I および ADHD/COM のある子どもを除外することに特に優れているが，教師の報告の方が親の報告よりもやや正確で有用であると思われる。ADHD の除外においては，不注意のサブスケールで教師の評価が 80 パーセンタイル値未満の場合が最適であった。情報提供者を組み合わせた場合は，単独の情報提供者よりも ADHD の存在の予測に優れていた。例えば，不注意のサブスケールで教師の評価が 90 パーセンタイル値以上の場合，ADHD/COM の予測において 59% のケースで的中するが（cPPP = 0.47），教師の評価の 90 パーセンタイル値以上と親の評価の 80 パーセンタイル値以上を組み合わせると，的中率は 75% に上昇した（cPPP = 0.67）。情報提供者を組み合わせたアプローチでは，的中率が向上するが，cPPP は中程度に高いに過ぎず，感度は比較的低くなっている。

　ADHD/COM の診断の除外においては，親が評価した多動性-衝動性のサブスケールは有用であったが，教師が評価した場合は有用ではなかった。親の評価が 80 パーセンタイル値以下の場合は的中力が中程度～高度（cNPP は 0.68 ～ 0.75）で，ADHD/COM を妥当な水準の特異度（0.62 ～ 0.63）で除外することができた。多動性-衝動性のサブスケールを使用した ADHD/COM の予測または決定においては，情報提供者を複数組み合

わせた方が単独の情報提供者よりも優れていることが示された。例えば，多動性-衝動性のサブスケールで教師の評価が80パーセンタイル値以上の場合は，ADHD/COM群の子どもと対照群の子どもを判別することができたのは50%のケースであったが（cPPP = 0.35），教師の評価の80パーセンタイル値以上と親の評価の85パーセンタイル値以上を組み合わせると，的中率は80%に上昇した（cPPP = 0.74）。この組み合わせにより，的中率は高くなったが，感度の比率は相対的に低くなっている（0.52）。

　ADHD Rating Scale-IVは，マルチゲート式のアセスメント・プロセスの中でスクリーニング用の尺度として利用することが最も有効であると思われる。不注意を伴う障害（ADHD/IおよびADHD/COM）の除外においては，教師による不注意の評価の方が親の評価よりも有用であった。ADHD/COMの除外においては，親による多動性-衝動性の評価の方が教師の評価よりも有用であった。本調査では，概して，ADHDについて診断的な決定をすることに教師の評価と親の評価のいずれか，あるいはその組み合わせを使用することの有用性が支持されない結果となった。ADHDが存在しているか否かを正しく予測するうえでは，ADHDの症状についての教師の報告と親の報告を組み合わせた方が単独の情報提供者の報告よりも正確さが高かったが，組み合わせた場合の的中力と感度は概して高くはなかった。この傾向は，不注意のサブスケールを使ったADHD/IおよびADHD/COMの予測において顕著であった。より賢明なアプローチは，教師の評価と親の評価に，診断的面接や直接観察などその他の方法を併用することである。

　この標本にはADHD/HIのある生徒がいなかったため，ADHD Rating Scale-IVでこのサブタイプを予測可能かどうかを評価することはできなかった。現時点での適切なガイドラインは，ADHD不注意型が除外されながら（不注意のサブスケールの教師の評価が80パーセンタイル値未満の場合），ADHD多動性-衝動性型が除外されない場合に（多動性-衝動性のサブスケールの親の評価が80パーセンタイル値以上），ADHD/HIの診断の可能性を検討することである。

　本調査の結果は，注意，学習，行動面の問題により，校内での子どもの評価および治療を担当するチームに紹介された子どもの標本に一般化される。PPPおよびNPPを補正するκ統計量を使用することで，症状や障害によって基準率の異なる環境での予測可能性のばらつきが緩和されている（Chen et al, 1994; Frick et al., 1994）。それでもなお，子どもの紹介者や機能障害の領域に関わる環境（精神科 vs. 校内チーム）ごとの相違によっては，状況間に一貫性がなく，κ統計量でも完全に補正されない場合がある。今後の研究では，紹介されてきた子どもの環境，紹介した人，主な機能障害領域が異なる標本で，教師および親の報告データを使用する際の最適なアプローチを特定することが求められる。本章の前半で述べたとおり，臨床家が推奨されたカットオフスコアを少数民族に属する子どもに適用して臨床判断をする場合には，慎重を期す必要がある。

事 例

ダーネル

　ダーネルは，不注意と行動上の問題を懸念する親の勧めで病院外来を受診した。彼は，都会の貧困地域に住むアフリカ系アメリカ人の生徒である。ADHD Rating Scale-IV の教師の評価では，不注意のサブスケールが93パーセンタイル値，多動性-衝動性のサブスケールが93パーセンタイル値であった。ダーネルの母親による同スケールの評定は，不注意が93パーセンタイル値，多動性-衝動性が90パーセンタイル値であった。不注意のサブスケールの教師の評価と親の評価が，親が紹介したクリニックで，ADHD/COM と ADHD/I を予測するまたは決定する最適なカットオフスコアを上回っていたため（表5.5参照），ダーネルは ADHD の基準を満たしていそうである。しかし，ダーネルがアフリカ系アメリカ人の生徒であるため，臨床家は標準データおよび推奨のカットオフスコアの解釈に慎重になる必要がある（Reid et al., 1998）。さらに，多動性-衝動性のサブスケールにおける教師の評価が，ADHD/COM を予測する最適なカットオフスコア（98パーセンタイル値）を下回っているため，評価スケールのデータからは，ADHD/COM または ADHD/I の診断がより適切であるかどうかは定かではない。臨床家は，行動のコントロールの課題が，家庭または学校あるいはその両方における何らかの機能上の問題の原因となっていないかを判断するために，親に面接し，学校の情報を注意深く検討する必要がある。これらの情報は，多動性-衝動性が ADHD/COM または ADHD/I の診断の根拠となるレベルであるかどうかを判断するうえで有効である。

ジェニファー

　ジェニファーは，注意，学習，行動の問題を心配する教師によって校内の教育支援チーム（Instructional Support Team）に紹介された。彼女は，郊外の中流地域に住む白人の生徒である。教師の評価は不注意のサブスケールで93パーセンタイル値，多動性-衝動性のサブスケールで50パーセンタイル値であり，親の評価は不注意のサブスケールで90パーセンタイル値，多動性-衝動性のサブスケールで75パーセンタイル値であった。不注意のサブスケールの教師と親による評価により，ADHD の存在が強く示唆された（表5.10参照）。多動性-衝動性のサブスケールにおける親と教師の評価は比較的低く，ADHD/COM が除外され得る範囲内であったことから，ADHD/I の存在が強く示唆された。臨床家は，アセスメントの結果を検討して，この診断を裏づける必要がある。

ロバート

ロバートは，学習と行動の問題を心配する親と一緒に病院外来を受診した。彼は，労働者階級地域に住む白人の子どもである。ADHD Rating Scale-IV の教師の評価では，不注意のサブスケールが 93 パーセンタイル値，多動性-衝動性のサブスケールが 90 パーセンタイル値であった。親による評価は，不注意が 85 パーセンタイル値，多動性-衝動性が 85 パーセンタイル値であった。教師による不注意の評価は ADHD を診断する最適なカットオフスコアを上回っているが，親の評価は満たしていなかった（表 5.5 参照）。さらに，多動性-衝動性のサブスケールにおける教師と親の評価では，ADHD/COM または ADHD/I を除外する閾値を下回っていた。このケースの診断は定かではない。診断上の論点を解明するために，臨床家には，親と面接し，学校の情報を検討し，可能な場合は学校で子どもを直接観察することが推奨される。

マリア

マリアは，注意と学習の問題を心配した教師によって校内の教育支援チーム（Instructional Support Team）に紹介された。マリアは，地方に住むラテン系の子どもである。ADHD Rating Scale-IV の教師の評価は，不注意が 75 パーセンタイル値で，多動性-衝動性が 75 パーセンタイル値であった。親の評価は，不注意のサブスケールが 50 パーセンタイル値で，多動性-衝動性が 75 パーセンタイル値であった。不注意と多動性-衝動性の両方のサブスケールにおける教師と親の評価は，教師から紹介された学校標本で ADHD を除外するカットオフスコア未満であったため（表 5.10 参照），マリアがこの障害の基準を満たす可能性は低いといえる。しかし，ADHD の除外を確定する前に，臨床家はマリアの家族および学校に関するこれまでの記録を検討する必要がある。

シャーリーン

シャーリーンは，注意，学習，行動の問題を心配する教師によって校内の教育支援チーム（Instructional Support Team）に紹介された。シャーリーンは，中流の上の階級の人々が住む地域のアフリカ系アメリカ人の生徒である。ADHD Rating Scale-IV の教師の評価では，不注意のサブスケールが 93 パーセンタイル値，多動性-衝動性のサブスケールが 90 パーセンタイル値であった。親の評価は，不注意のサブスケールが 90 パーセンタイル値，多動性-衝動性のサブスケールが 80 パーセンタイル値であった。不注意のサブスケールにおける教師と親の評価は，ADHD の存在を強く示唆しているが（表 5.10 参照），アフリカ系アメリカ人の子どもの場合，カットオフスコアを慎重に解釈する必要がある。多動性-衝動性のサブスケールの評価は，サブタイプに関して決定的なもので

はなかった。教師の評価はADHD/COMを決定するカットオフスコアを上回っていたが，親の評価では最適な閾値を下回っていた。ADHDの存在を確定し，シャーリーンがどのサブタイプに属するかを明らかにするためには，追加情報が必要となる。

チャールズ

　指示に従うことや行動のコントロールの問題によって学業成績や友人関係が阻害される可能性を心配した教師が，親との協議のすえ，校内の通常学級支援チーム（Mainstream Assistance Team）に紹介した。チャールズに対するADHD Rating Scale-IVの教師の評価は，両方のサブスケールで93パーセンタイル値を上回っていた。親の評価では，それぞれのサブスケールで85パーセンタイル値を上回った。表5.10に示すガイドラインに照合すると，この結果からADHD/COMの存在が強く示唆される。結論を親に伝える前に，臨床家は臨床的所見を検討し，診断を確定する必要がある。

第6章

治療成績の評価を目的としたスケールの解釈および使用

❖

　子どもにADHDがあると判断された場合，次に重要な問題は，その子どもの活動機能を改善する方法を検討することである。この目標を達成するための有用な治療法には，薬物療法，ペアレント・トレーニング，学級の変更をはじめとするさまざまな方法がある（Barkley, 1998）。本章では，子どものADHDの症状の顕著な変化が，治療によってもたらされたものであるかどうかをADHD Rating Scale-IVのスコアを見て判断する方法について説明する。

治療成績の臨床的有意性の評価

　どのような治療を用いるか，あるいはさまざまな治療法をどう組み合わせるかを選択して，効果的な臨床活動を実践するために，私たちは臨床効果を何らかの形で評価しなければならない。言い換えれば，臨床医は，「治療は子どもにとって効果的なものであり，子どもの活動状態に望ましい変化をもたらしたか？」という問いに答える努力をする必要がある。

　その答えは実に多岐にわたる。最も基本的な方法は，臨床医が単に，親と教師に対して，特定の治療によって子どもの家庭または学校での活動機能が改善したかどうかを尋ねることである。答えが「イエス」であれば治療効果があり，「ノー」であれば効果がなかったことになる。言うまでもなく，この方法は極めて主観的であり，数々の不正確さから治療効果についての誤った結論が導かれる恐れがある。より客観的な方法は，治療前後に親および教師に行動評価スケールを記入してもらう方法であるが，治療前後に心理検査法を子どもに直接実施する場合もある。こうした方法で確認された量的な変化によって客観性は確かに強まるが，その決定過程で主観的な臨床判断をしてしまう余地がある。例えば，治療前と治療後に変化があったとき，治療という介入が臨床的に有意

な改善の根拠とみなされるのであろうか？　それが難しいとするなら，治療に効果があったと結論づけるためにはどの程度の変化が必要なのであろうか？

　幸いにも統計的手法の発達により，今では臨床医や研究者がこのような質問に答えることができる。中でも，こうした目的に適っているのが，JacobsenとTruax（1991）によって考案された，臨床的有意性を評価するための信頼性変動指数（RCI: Reliable Change Index）である。研究者によると，RCIとは，子どもの治療前のスコアと治療後のスコアの差を，2つの検査スコアの差の標準誤差で割ったものである。RCIが1.96を超えれば，治療前後の変化は偶然によるものではないとみなされる（p < 0.05）。つまり，RCIは，活動機能の改善が，不確実な測定によるものではなく，治療効果によるものである程度を示す尺度である。

　ADHD Rating Scale-IVは，適切な心理測定的なクオリティーを備えており，実施が容易なことから，治療によってもたらされるADHDの主要症候の変化を示す指標に適している。治療成績の尺度としての正確性を向上させるために臨床的有意性を評価する場合には，ADHD Rating Scale-IVをJacobsenとTruax（1991）の手法と併用することが強く推奨される。臨床医が有意性を判定しやすいように，性別および年齢別に不注意スコア，多動性-衝動性スコア，合計スコアの差の標準誤差を算出した。ADHD Rating Scale-IVの学校版の標準誤差は表6.1，家庭版の標準誤差は表6.2のとおりである。

　特定の子どものRCIスコアを計算する場合，臨床医はまず評価スケールの治療後のスコアから治療前のスコアを差し引き，次にそのスコアの差を表6.1および表6.2に示す差の標準誤差で割って算出する。例えば，7歳の男児についての不注意のサブスケールの教師による評価のRCIを計算する場合，差の標準誤差は3.59となる（表6.1参照）。

表6.1. ADHD Rating Scale-IV：学校版の差の標準誤差

年齢（歳）	男児			女児		
	IA	HI	合計	IA	HI	合計
5〜7	3.59	3.85	6.53	3.41	3.56	6.08
8〜10	3.99	3.95	6.93	3.42	3.01	5.64
11〜13	3.80	3.30	6.05	3.17	2.74	5.11
14〜18	3.41	2.98	5.43	2.47	1.67	3.55

＊　IA = 不注意スコア，HI = 多動性-衝動性スコア

表6.2. ADHD Rating Scale-IV：家庭版の差の標準誤差

年齢（歳）	男児			女児		
	IA	HI	合計	IA	HI	合計
5〜7	3.37	2.94	5.46	2.96	2.39	4.47
8〜10	3.54	2.77	5.37	2.88	2.01	4.12
11〜13	4.16	2.93	6.19	3.39	1.84	4.29
14〜18	3.55	2.29	4.91	3.03	2.02	4.24

＊　IA = 不注意スコア，HI = 多動性-衝動性スコア

事　例

ADHD Rating Scale-IV を RCI に換算して治療の効果を評価する方法について解説するために，ここで2つの事例を紹介する。最初の事例は，家庭でのADHDの問題への対応策としてペアレント・トレーニングを採用している。2つめの事例では，学校でのADHDの問題に対処するため中枢神経刺激剤の使用を検討している。

デビッド

デビッドは8歳，3年生の男児である。親と教師が家庭および学校での成績や行動を心配したため，心理アセスメントを受けることを勧められた。初めに多角的なアセスメントを実施した結果，ADHD混合型の診断と併せて反抗挑戦性障害（ODD）の副診断を受けた。デビッドはADHDとODDが共存するため，両親は家庭での行動をコントロールすることが極めて難しく，両親のストレスが急増していた。種々の理由により，両親はデビッドに中枢神経刺激剤の服用を望まなかった。その代わりに，まず家庭および学校で心理・社会的な治療を行うことを選択した。このため，行動面のペアレント・トレーニングと学級の変更を実施することにした。次の段落で，家庭での治療の評価について簡単に説明する。

デビッドの初回評価時に，母親がADHD Rating Scale-IV に記入した。スコアは不注意が18，多動性-衝動性が21，合計が39であった。この評価から2週間以内に，デビッドの両親はADHDの子どもを持つ親を対象とした10回のペアレント・トレーニング・プログラムに参加した（Anastopoulos & Barkley, 1990）。約2カ月後，このプログラムの9回目のセッションを終えたときに，母親はADHD Rating Scale-IV を使ってデビッドの行動を再評価した。治療後の評価では，デビッドの不注意スコアは14に，多動性-衝動性スコアは16に減少し，合計スコアは30になった。数字をみる限りは，治療前と治療後の数値に変化がみられ，主なADHDの症候の減少がペアレント・トレーニングの効果である可能性が示唆された。しかし，RCIを算出してさらに詳しく調べてみると，このような結論が早まった判断であることがわかる。具体的にみてみると，デビッドの不注意スコアの差は4であった。彼の年齢の男児の差の標準誤差である3.54（表6.2参照）でこの差を割ると，RCIは1.13となる。多動性-衝動性スコアおよび合計スコアの治療前-治療後の差についても同様に計算すると，RCIはそれぞれ1.81と1.68となった。どのRCIも1.96を超えていないため，デビッドのADHDの症候の明白な改善が不正確な測定によるものではなく，治療の効果によるものであると確信を持って結論づけることはできなかった。

しかし，その1カ月後，デビッドの両親がペアレント・トレーニング・プログラムの10回目のセッションに参加したときに，状況はより明確になった。10回目のセッショ

ンは受講者のフォローアップを目的とするブースター・セッションである。母親がADHD Rating Scale-IV を使ってデビッドの行動を再び評価したところ，このフォローアップ・アセスメントでは，デビッドの不注意スコアは 12，多動性-衝動性スコアは 14，合計スコアは 26 となった。これらのスコアを初回のアセスメント時に測定されたスコアと比較すると，RCI はそれぞれ 1.69（不注意），2.53（多動性-衝動性），2.42（合計）となった。つまり，不注意の症状に関しては依然として統計的に信頼できる変化を示す根拠とはならなかったが，多動性-衝動性の症状に認められた改善は，両親がペアレント・トレーニング・プログラムで学んだことを実践し続け，習得したためであると信じるに足る根拠となった。

エリカ

エリカは 10 歳，4 年生の女児で，ADHD 不注意優勢型と診断された。エリカのADHD 関連の問題は家庭と学校の両方でみられたが，その大半は教室内で起きていた。このため両親は，学級の変更を実施する前に中枢神経刺激剤の薬物療法の使用を望み，メチルフェニデート（リタリン）と偽薬を試す 4 週間の二重盲検法が実施された。1 週目は毎日 2 回服用する低用量の中枢神経刺激剤が与えられた。2 週目は偽薬を 1 日 2 回服用した。3 週目と 4 週間目はそれぞれ中用量と高用量を服用した。エリカの両親と教師は，各週の終わりに，行動の評価と副作用の可能性について記入した。この事例の要点を解説するために，ここでは教師の評価のみを検討する。初回の評価時および 4 週間の薬物療法期間中のエリカの ADHD Rating Scale-IV の結果は表 6.3 のとおりである。

次表に示すように，偽薬の週のエリカの不注意スコアは，薬物療法の試験の開始前である初回のアセスメント時より 2 ポイント低いだけであった。この差を，彼女の年齢の女児に対応する差の標準誤差である 3.42（表 6.1 参照）で割ると，RCI は 0.58 となる。同様の計算により，偽薬の週の RCI のスコアは，多動性-衝動性で-0.33，合計スコアで 0.18 であった。つまり，行動面の数値の変化は偶然の変動であると考えられる。低用量の週も同様に，RCI の計算による指数は不注意が 0.29，多動性-衝動性が 0.33，合計スコアが 0.35 となり，有意ではなかった。

表6.3. メチルフェニデートの試験中に観測したADHD Rating Scale-IVの結果

	試験の条件				
	基準	偽薬	低用量	中用量	高用量
不注意	22	20 (0.58)	21 (0.29)	13 (2.63)	16 (1.75)
多動性-衝動性	7	8 (-0.33)	6 (0.33)	5 (0.66)	6 (0.33)
合計	29	28 (0.18)	27 (0.35)	18 (1.95)	22 (1.24)

＊（　）内は RCI（信頼性変動指数）のスコア。

それに対して，エリカの初回のスコアと，中用量および高用量の条件の期間に観測されたスコアとの差は，はるかに大きかった。数値だけをみると，両方の用量の条件によってADHDの症候に満足のいく改善がもたらされたように思われる。しかし，さらに詳しく調べてみると重要な違いが明らかになる。中用量の週のRCIの計算では，不注意が2.63，多動性-衝動性が0.66，合計スコアが1.95という指数が示された。高用量の週のRCIのスコアは，それぞれ1.75，0.33，1.24であった。つまり，RCIの計算に基づけば，エリカのADHDの症状は中用量を条件とする期間でのみ有意に減少していたことになる。この週は副作用がほとんど確認されなかったことから，エリカは中用量のメチルフェニデート療法の長期試験に適した候補者であろうと結論づけられた。

付　録

評価スケールとスコアシート

❖

ADHD 評価スケール：家庭版

子どもの名前＿＿＿＿＿＿＿＿＿＿　性別： 男　女　年齢＿＿＿＿　学年＿＿＿＿

記入者：母親＿＿＿＿＿　父親＿＿＿＿＿　後見人＿＿＿＿＿　祖父母＿＿＿＿＿

過去６カ月における子どもの家庭での行動を最もよく表している番号を○で囲んでください。

	ない もしくは ほとんどない	ときどき ある	しばしば ある	非常に しばしば ある
1. 学業において、綿密に注意することができない、または不注意な間違いをする。	0	1	2	3
2. 手足をそわそわと動かし、またはいすの上でもじもじする。	0	1	2	3
3. 課題または遊びの活動で注意を集中し続けることが難しい。	0	1	2	3
4. 教室や、その他、座っていることを要求される状況で席を離れる。	0	1	2	3
5. 直接話しかけられたときに聞いていないように見える。	0	1	2	3
6. 不適切な状況で、余計に走り回ったり高い所へ上ったりする。	0	1	2	3
7. 指示に従えず、課題や任務をやり遂げることができない。	0	1	2	3
8. 静かに遊んだり余暇活動につくことができない。	0	1	2	3
9. 課題や活動を順序立てることが難しい。	0	1	2	3
10.「じっとしていない」、またはまるで「エンジンで動かされているように」行動する。	0	1	2	3
11.（学業や宿題のような）精神的努力の持続を要する課題を避ける。	0	1	2	3
12. しゃべりすぎる。	0	1	2	3
13. 課題や活動に必要なものをなくしてしまう。	0	1	2	3
14. 質問が終わる前に出し抜けに答え始めてしまう。	0	1	2	3
15. 気が散りやすい。	0	1	2	3
16. 順番を待つことが難しい。	0	1	2	3
17. 日々の活動で忘れっぽい。	0	1	2	3
18. 他人を妨害したり、邪魔をする。	0	1	2	3

ADHD Rating Scale-IV: Checklists, Norms, and Clinical Interpretation by George J. DuPaul, Thomas J. Power, Arthur D. Anastopoulos, and Robert Reid. Copyright 1998 by the authors.
『ADHD 評価スケール』の個人的な使用のみを目的とする購入者には，本スケールの複写が許諾されます。ADHD の基準は許可を得て DSM-IV から引用しています。Copyright 1994 by the American Psychiatric Association.

ADHD 評価スケール：家庭版
男児用スコアシート

子どもの名前＿＿＿＿＿＿＿＿＿＿＿＿＿＿＿＿＿　日付＿＿＿＿＿＿＿　年齢＿＿＿＿＿

%ile	HI 5-7	HI 8-10	HI 11-13	HI 14-18	IA 5-7	IA 8-10	IA 11-13	IA 14-18	合計 5-7	合計 8-10	合計 11-13	合計 14-18	%ile
99+	26	25	25	19	24	26	27	25	43	49	51	41	99+
99	25	24	24	18	23	25	26	24	42	48	50	40	99
98	22	21	21	16	20	22	24	23	40	42	47	36	98
97	21	18	18	16	20	19	22	19	37	37	38	32	97
96	19	17	18	15	18	18	21	18	36	34	37	30	96
95	17	17	18	13	16	17	20	17	34	31	35	28	95
94	17	15	18	12	15	16	19	16	33	29	34	27	94
93	17	15	16	11	15	15	18	15	30	27	34	27	93
92	16	14	16	11	14	15	18	14	30	26	33	26	92
91	16	14	15	11	13	14	18	14	29	26	32	25	91
90	15	13	14	10	13	14	18	14	29	25	31	23	90
89	14	13	13	10	12	14	17	13	28	24	30	21	89
88	14	12	12	10	12	13	17	12	27	24	30	21	88
87	13	11	11	9	12	13	16	12	25	23	28	20	87
86	13	11	10	9	12	12	16	11	22	23	26	20	86
85	12	10	10	8	11	12	14	11	22	22	23	19	85
84	12	10	9	8	11	12	14	10	21	21	22	18	84
80	11	9	8	7	9	11	10	9	19	20	19	16	80
75	9	8	7	6	8	9	9	8	18	17	14	13	75
50	5	4	3	2	5	6	5	4	10	10	7	7	50
25	3	2	1	0	2	3	2	1	6	5	4	3	25
10	1	0	0	0	0	0	1	0	2	1	1	0	10
1	0	0	0	0	0	0	0	0	0	0	0	0	1

＊　HI = 多動性-衝動性，IA = 不注意

ADHD Rating Scale-IV: Checklists, Norms, and Clinical Interpretation by George J. DuPaul, Thomas J. Power, Arthur D. Anastopoulos, and Robert Reid. Copyright 1998 by the authors.

『ADHD 評価スケール』の個人的な使用のみを目的とする購入者には，本スコアシートの複写が許諾されます。

ADHD 評価スケール：家庭版
女児用スコアシート

子どもの名前＿＿＿＿＿＿＿＿＿＿＿＿＿＿＿＿＿＿＿＿　日付＿＿＿＿＿＿　年齢＿＿＿＿

%ile	HI 5-7	HI 8-10	HI 11-13	HI 14-18	IA 5-7	IA 8-10	IA 11-13	IA 14-18	合計 5-7	合計 8-10	合計 11-13	合計 14-18	%ile
99+	24	20	18	19	23	21	26	21	38	39	43	35	99+
99	23	19	17	18	22	20	25	20	37	38	42	34	99
98	20	15	12	16	18	16	21	16	30	30	28	32	98
97	17	13	11	15	16	15	19	16	29	26	24	28	97
96	14	12	11	13	15	14	17	15	29	24	23	28	96
95	14	11	10	11	14	13	16	14	28	22	22	24	95
94	13	11	9	10	13	12	15	13	27	21	21	23	94
93	13	9	9	10	12	12	13	12	24	20	20	22	93
92	12	9	8	9	11	11	12	12	23	18	19	21	92
91	11	8	8	9	11	11	11	11	21	17	19	20	91
90	11	8	8	8	10	10	11	11	20	16	18	19	90
89	10	8	7	8	10	9	11	10	19	16	18	19	89
88	9	7	7	7	9	9	10	10	19	15	17	18	88
87	9	7	6	7	9	8	10	9	19	15	17	16	87
86	9	7	6	6	9	8	10	9	19	14	16	14	86
85	9	7	6	6	8	8	10	9	18	14	16	14	85
84	9	6	6	6	8	8	9	8	17	14	15	13	84
80	8	6	5	5	7	7	8	7	15	12	13	12	80
75	7	5	4	5	6	6	7	6	13	11	11	10	75
50	4	2	2	2	3	3	3	3	7	6	5	5	50
25	2	1	0	0	1	1	1	1	4	2	2	2	25
10	0	0	0	0	0	0	0	1	0	0	0	10
1	0	0	0	0	0	0	0	0	0	0	0	1

＊　HI = 多動性-衝動性，IA = 不注意

ADHD Rating Scale-IV: Checklists, Norms, and Clinical Interpretation by George J. DuPaul, Thomas J. Power, Arthur D. Anastopoulos, and Robert Reid. Copyright 1998 by the authors.
『ADHD 評価スケール』の個人的な使用のみを目的とする購入者には，本スコアシートの複写が許諾されます。

ADHD 評価スケール：学校版

子どもの名前＿＿＿＿＿＿＿＿＿＿　性別： 男　女　年齢＿＿＿＿＿　学年＿＿＿＿＿

記入者：＿＿＿＿＿＿＿＿＿＿＿＿＿＿＿＿＿

過去6カ月（または新学年の初頭から）における生徒の学校での行動を最もよく表している番号を○で囲んでください。

	ない もしくは ほとんどない	ときどき ある	しばしば ある	非常に しばしば ある
1. 学業において、綿密に注意することができない、または不注意な間違いをする。	0	1	2	3
2. 手足をそわそわと動かし、またはいすの上でもじもじする。	0	1	2	3
3. 課題または遊びの活動で注意を集中し続けることが難しい。	0	1	2	3
4. 教室や、その他、座っていることを要求される状況で席を離れる。	0	1	2	3
5. 直接話しかけられたときに聞いていないように見える。	0	1	2	3
6. 不適切な状況で、余計に走り回ったり高い所へ上ったりする。	0	1	2	3
7. 指示に従わず、課題や任務をやり遂げることができない。	0	1	2	3
8. 静かに遊んだり余暇活動につくことができない。	0	1	2	3
9. 課題や活動を順序立てることが難しい。	0	1	2	3
10.「じっとしていない」、またはまるで「エンジンで動かされているように」行動する。	0	1	2	3
11.（学業や宿題のような）精神的努力の持続を要する課題を避ける。	0	1	2	3
12. しゃべりすぎる。	0	1	2	3
13. 課題や活動に必要なものをなくしてしまう。	0	1	2	3
14. 質問が終わる前に出し抜けに答え始めてしまう。	0	1	2	3
15. 気が散りやすい。	0	1	2	3
16. 順番を待つことが難しい。	0	1	2	3
17. 日々の活動で忘れっぽい。	0	1	2	3
18. 他人を妨害したり、邪魔をする。	0	1	2	3

ADHD Rating Scale-IV: Checklists, Norms, and Clinical Interpretation by George J. DuPaul, Thomas J. Power, Arthur D. Anastopoulos, and Robert Reid. Copyright 1998 by the authors.
『ADHD 評価スケール』の個人的な使用のみを目的とする購入者には，本スケールの複写が許諾されます。ADHD の基準は許可を得て DSM-IV から引用しています。Copyright 1994 by the American Psychiatric Association.

ADHD 評価スケール：学校版
男児用スコアシート

子どもの名前＿＿＿＿＿＿＿＿＿＿＿＿＿＿＿＿＿＿＿　日付＿＿＿＿＿＿＿　年齢＿＿＿＿＿

%ile	HI 5-7	HI 8-10	HI 11-13	HI 14-18	IA 5-7	IA 8-10	IA 11-13	IA 14-18	合計 5-7	合計 8-10	合計 11-13	合計 14-18	%ile
99+	27	27	27	25	27	27	27	27	52	54	54	52	99+
99	27	27	27	25	27	27	27	27	51	53	53	51	99
98	27	27	25	21	26	27	27	27	51	53	49	44	98
97	27	26	23	21	24	26	27	25	50	51	44	43	97
96	25	26	21	21	24	26	25	24	48	50	42	39	96
95	24	26	20	20	23	25	25	23	46	50	40	39	95
94	23	25	18	19	23	25	24	22	44	48	39	35	94
93	22	25	18	17	22	25	24	21	41	46	38	34	93
92	21	24	18	16	22	24	23	21	40	45	37	33	92
91	21	23	17	14	21	24	23	20	40	45	36	32	91
90	20	22	17	13	21	24	23	20	39	44	36	31	90
89	20	21	16	12	20	24	22	19	38	42	34	30	89
88	19	21	16	12	20	24	21	18	38	41	33	29	88
87	18	20	16	12	19	23	20	18	37	41	33	28	87
86	18	19	15	11	18	22	20	18	37	40	32	28	86
85	17	19	14	10	18	22	19	17	35	39	32	27	85
84	17	18	14	10	17	21	19	17	34	38	31	26	84
80	16	16	12	8	16	19	17	15	30	34	28	23	80
75	14	13	10	7	15	17	16	12	28	30	25	20	75
50	6	5	3	1	7	9	8	7	13	15	12	9	50
25	1	2	1	0	2	2	2	2	4	5	3	2	25
10	0	0	0	0	0	0	0	0	0	1	0	0	10
1	0	0	0	0	0	0	0	0	0	0	0	0	1

＊　HI = 多動性-衝動性，IA = 不注意

ADHD Rating Scale-IV: Checklists, Norms, and Clinical Interpretation by George J. DuPaul, Thomas J. Power, Arthur D. Anastopoulos, and Robert Reid. Copyright 1998 by the authors.
『ADHD 評価スケール』の個人的な使用のみを目的とする購入者には，本スコアシートの複写が許諾されます。

ADHD 評価スケール：学校版
女児用スコアシート

子どもの名前_____ 日付_____ 年齢_____

%ile	HI 5-7	HI 8-10	HI 11-13	HI 14-18	IA 5-7	IA 8-10	IA 11-13	IA 14-18	合計 5-7	合計 8-10	合計 11-13	合計 14-18	%ile
99+	27	27	26	16	26	27	27	22	49	52	50	34	99+
99	26	27	25	15	25	27	27	21	48	51	49	33	99
98	26	25	24	13	24	26	24	18	47	50	42	28	98
97	25	25	22	11	23	25	23	18	45	48	41	27	97
96	25	22	20	11	23	25	22	17	44	44	40	26	96
95	23	20	17	10	21	24	21	16	44	38	39	25	95
94	22	18	17	9	21	22	20	16	41	36	35	22	94
93	21	17	15	9	21	21	19	15	40	35	31	22	93
92	21	14	12	9	20	20	18	14	38	33	30	20	92
91	20	12	12	8	20	20	18	13	37	32	30	20	91
90	19	12	11	8	19	19	17	13	36	30	27	18	90
89	18	12	10	8	19	18	17	12	35	29	25	18	89
88	16	10	10	5	17	16	16	11	33	28	23	17	88
87	15	10	9	5	17	15	15	11	32	26	22	17	87
86	14	9	8	5	16	14	15	10	31	25	21	16	86
85	13	9	8	4	16	14	14	10	29	20	21	14	85
84	13	8	7	4	16	13	13	10	28	20	21	14	84
80	11	6	6	3	13	10	11	8	23	16	17	11	80
75	9	5	5	2	11	9	9	7	20	14	14	9	75
50	2	1	1	0	4	3	4	2	7	4	5	3	50
25	0	0	0	0	0	0	1	0	2	1	1	0	25
10	0	0	0	0	0	0	0	0	0	0	0	0	10
1	0	0	0	0	0	0	0	0	0	0	0	0	1

* HI = 多動性-衝動性，IA = 不注意

ADHD Rating Scale-IV: Checklists, Norms, and Clinical Interpretation by George J. DuPaul, Thomas J. Power, Arthur D. Anastopoulos, and Robert Reid. Copyright 1998 by the authors.

『ADHD 評価スケール』の個人的な使用のみを目的とする購入者には，本スコアシートの複写が許諾されます。

参考文献

Achenbach, T. M. (1991a). *Integrative guide for the 1991 CBCL/4-18, YSR, and TRF Profiles.* Burlington: University of Vermont, Department of Psychiatry.

Achenbach, T. M. (1991b). *Manual for the Child Behavior Checklist/4-18 and 1991 Profile.* Burlington: University of Vermont, Department of Psychiatry.

Achenbach, T. M. (1991c). *Manual for the Teacher's Report Form and 1991 Profile.* Burlington: University of Vermont, Department of Psychiatry.

American Psychiatric Association. ［アメリカ精神医学会］ (1968). *Diagnostic and statistical manual of mental disorders* (2nd ed.). Washington, DC: Author.

American Psychiatric Association. ［アメリカ精神医学会］ (1980). *Diagnostic and statistical manual of mental disorders* (3rd ed.). Washington, DC: Author.

American Psychiatric Association. ［アメリカ精神医学会］ (1987). *Diagnostic and statistical manual of mental disorders* (3rd ed., rev.). Washington, DC: Author.

American Psychiatric Association. ［アメリカ精神医学会］ (1994). *Diagnostic and statistical manual of mental disorders* (4th ed.). Washington, DC: Author. （高橋三郎・大野裕・染矢俊幸訳『DSM-IV 精神疾患の診断・統計マニュアル』医学書院，1996 年）

Anastopoulos, A. D., & Barkley, R. A. (1990). Counseling and training parents. In R. A. Barkley, *Attention-deficit hyperactivity disorder: A handbook for diagnosis and treatment* (pp. 397-431). New York: Guilford Press.

Barkley, R. A. (1990). *Attention-deficit hyperactivity disorder: A handbook for diagnosis and treatment.* New York: Guilford Press.

Barkley, R. A. (1997). Behavioral inhibition, sustained attention, and executive functions: Constructing a unifying theory of ADHD. *Psychological Bulletin, 121,* 65-94.

Barkley, R. A. (1998). *Attention-deficit hyperactivity disorder: A handbook for diagnosis and treatment* (2nd ed.). New York: Guilford Press.

Bauermeister, J. J., Bird, H. R., Canino, G., Rubio-Stipec, M., Bravo, M., & Alegria, M. (1995). Dimensions of attention deficit hyperactivity disorder: Findings from teacher and parent reports in a community sample. *Journal of Clinical Child Psychology, 24,* 264-271.

Baumgaertel, A., Wolraich, M. L., & Dietrich, M. (1995). Comparison of diagnostic criteria for attention deficit disorders in a German elementary school sample. *Journal of the American Academy of Child and Adolescent Psychiatry, 34,* 629-638.

Bollen, K. A. (1990). Overall fit in covariance structure models: Two types of sample size effects. *Psychological Bulletin, 107,* 256-259.

Brito, G. N. O., Pinto, R. C. A., & Lins, M. F. C. (1995). A behavioral assessment scale of attention deficit disorder in Brazilian children based on DSM-III-R criteria.

Journal of Abnormal Child Psychology, 23, 509-521.

Browne, M. W., & Cudeck, R. (1993). Alternative ways of assessing model fit. In K. A. Bollen & J. S. Long (Eds.), *Testing stucture equation models* (pp. 136-162). London: Sage.

Chen, W. J., Faraone, S. V., Biederman, J., & Tsuang, M. T. (1994). Diagnostic accuracy of the Child Behavior Checklist Scales for attention-deficit hyperactivity disorder: A receiver operating characteristic analysis. *Journal of Consulting and Clinical Psychology, 62,* 1017-1025.

Conners, C. K. (1989). *Conners Rating Scales manual.* North Tonawanda, NY: Multi-Health Systems.

DuPaul, G. J. (1991). Parent and teacher ratings of ADHD symptoms: Psychometric properties in a community-based sample. *Journal of Clinical Child Psychology, 20,* 245-253.

DuPaul, G. J., Anastopoulos, A. D., Power, T. J., Reid, R., Ikeda, M., & McGoey, K. (1998). Parent ratings of attention-deficit/hyperactivity disorder symptoms: Factor structure and normative data. *Journal of Psychopathology and Behavioral Assessment, 20,* 83-102.

DuPaul, G. J., Power, T. J., Anastopoulos, A. D., Reid, R., McGoey, K., & Ikeda, M. (1997). Teacher ratings of attention-deficit/hyperactivity disorder: Factor structure and normative data. *Psychological Assessment, 9,* 436-444.

DuPaul, G. J., Power, T. J., McGoey, K., Ikeda, M., & Anastopoulos, A. D. (1998). Reliability and validity of parent and teacher ratings of attention-deficit/hyperactivity disorder symptoms. *Journal of Psychoeducational Assessment, 16,* 55-68.

DuPaul, G. J., & Stoner, G. (1994). *ADHD in the schools: Assessment and intervention strategies.* New York: Guilford Press. (田中康雄監修，森田由美訳『学校のなかの ADHD ——アセスメント・介入方法の理論と実践』明石書店，2005 年)

Eiraldi, R. B., Power, T. J., & Nezu, C. M. (1997). Patterns of comorbidity associated with subtypes of attention-deficit/hyperactivity disorder among 6-12-year-old children. *Journal of the American Academy of Child and Adolescent Psychiatry, 36,* 503-514.

Frick, P. J., Lahey, B. B., Applegate, B., Kerdyck, L., Ollendick, T., Hynd, G. W., Garfinkel, B., Greenhill, L., Biederman, J., Barkley, R. A., McBurnett, K., Newcorn, J., & Waldman, I. (1994). DSM-IV field trials for the disruptive behavior disorders: Symptom utility estimates. *Journal of the American Academy of Child and Adolescent Psychiatry, 33,* 529-539.

Gaub, M., & Carlson, C. L. (1997). Behavioral characteristics of DSM-IV ADHD subtypes in a school-based population. *Journal of Abnormal Child Psychology, 25,* 103-112.

Gorsuch, R. (1983). *Factor analysis.* Hillsdale, NJ: Erlbaum.

Hinshaw, S. P. (1994). *Attention deficits and hyperactivity in children.* Thousand Oaks, CA: Sage.

Hollingshead, A. B. (1975). *Four factor index of social status.* New Haven, CT: Yale

University Press.

Jacobsen, N. S., & Truax, P. (1991). Clinical significance: A statistical approach to defining meaningful change in psychotherapy research. *Journal of Consulting and Clinical Psychology, 59,* 12-19.

Joreskog, K., & Sorbom, D. (1993). *LISREL 8.* Hillsdale, NJ: Erlbaum.

Kaufman, A. S., & Kaufman, N. L. (1990). *Kaufman Brief Intelligence Test.* Circle Pines, MN: American Guidance Service.

Lahey, B. B., Applegate, B., McBurnett, K., Biederman, J., Greenhill, L., Hynd, G. W., Barkley, R. A., Newcorn, J., Jensen, P., Richters, J., Garfinkel, B., Kerdyk, L., Frick, P. J., Ollendick, T, Perez, D., Hart, E. L., Waldman, I., & Schaffer, D. (1994). DSM-IV field trials for attention-deficit hyperactivity disorder in children and adolescents. *American Journal of Psychiatry, 151,* 1673-1685.

Lahey, B. B., Pelham, W. E., Schaughency, E. A., Atkins, M. S., Murphy, H. A., Hynd, G. W., Russo, M., Hartdagen, S., &: Lorys-Vernon, A. (1988). Dimensions and types of attention deficit disorder. *Journal of the American Academy of Child and Adolescent Psychiatry, 27,* 330-335.

Laurent, J., Landau, S., & Stark, K. D. (1993). Conditional probabilities in the diagnosis of depressive and anxiety disorders in children. *School Psychology Review, 22,* 98-114.

Marsh, H. W., Balla, J. R., & McDonald, R. P. (1988). Goodness-of-fit indexes in confirmatory factor analysis: The effect of sample size. *Psychological Bulletin, 103,* 391-410.

McCarney, S. B. (1989). *Attention Deficit Disorder Evaluation Scale (ADDES).* Columbia, MO: Hawthorne Educational Services.

Power, T. J., Andrews, T. J., Eiraldi, R. B., Doherty, B. J., Ikeda, M. J., DuPaul, G. J., & Landau, S. (1998). Evaluating ADHD using multiple informants: The incremental utility of combining teacher with parent reports. *Psychological Assessment, 10,* 250-260.

Power, T. J., Doherty, B. J., Panichelli-Mindel, S. M., Karustis, J. L., Eiraldi, R. B., Anastopoulos, A. D., & DuPaul, G. J. (1998). Integrating parent and teacher reports in the diagnostic assessment of ADHD. *Journal of Psychopathology and Behavioral Assessment, 20,* 57-81.

Rapport, M. D., DuPaul, G. J., & Kelly, K. L. (1989). Attention-Deficit Hyperactivity Disorder and methylphenidate: The relationship between gross body weight and drug response in children. *Psychopharmacology Bulletin, 25,* 285-290.

Raykov, T., & Widaman, K. F. (1995). Issues in applied structural equation modeling research. *Structural Equation Modeling, 2,* 289-318.

Reich, W., Shayka, M. A., & Taibleson, C. (1991). *Diagnostic Interview for Children and Adolescents-DSM-III-R Version (Parent Form).* St. Louis, MO: Washington University Division of Child Psychiatry.

Reid, R. (1995). Assessment of ADHD with culturally different groups: The use of behavior rating scales. *School Psychology Review, 24,* 537-560.

Reid, R., DuPaul, G. J., Power, T. J., Anastopoulos, A. D., Rodgers-Adkinson, D., Noll, M. B., & Riccio, C. (1998). Assessing culturally different students for Attention-Deficit/Hyperactivity Disorder using behavior rating scales. *Journal of Abnormal Child Psychology, 26,* 187-198.

Shaywitz, S. E., Shaywitz, B. A., Schnell, C., & Towle, V. R. (1988). Concurrent and predictive validity of the Yale Children's Inventory: An instrument to assess children with attentional deficits and learning disabilities. *Pediatrics, 81,* 562-571.

Taylor, E., & Sandberg, S. (1984). Hyperactive behavior in English schoolchildren: A questionnaire survey. *Journal of Abnormal Child Psychology, 12,* 143-156.

Ullmann, R. K., Sleator, E. K., & Sprague, R. L. (1991). *ADD-H Comprehensive Teacher's Rating Scale-ACTeRS.* Champaign, IL: MetriTech.

Verhulst, F. C., & Koot, H. M. (1992). *Child psychiatric epidemiology: Concepts, methods, and findings.* Newbury Park, CA: Sage.

Wolraich, M. L., Hannah, J. N., Pinnock, T. Y., Baumgaertel, A., & Brown, J. (1996). Comparison of diagnostic criteria for attention-deficit hyperactivity disorder in a county-wide sample. *Journal of the American Academy of Child and Adolescent Psychiatry, 35,* 319-324.

あとがき

　本書は，G. J. DuPaul, T. J. Power, A. D. Anastopoulos, R. Reid が著した『ADHD Rating Scale-IV: Checklists, Norms, and Clinical Interpretation』(1998) の全訳である。

　表題どおり，「ADHD Rating Scale-IV」を徹底的に解説した本である。第1章でその概要を述べ，第2章から第4章までは詳細な統計処理結果を記述することで，このスケールの心理測定学的特性を明らかにし，第5章と第6章で，このスケールの実際の使用方法である「診断およびスクリーニング時の解釈」と「治療成績の評価」における有用性を誠実に述べている。ADHD Rating Scale-IV は，DuPaul 博士が日本語版への序で述べておられるように，「1998年の発行以来，米国内で何百人もの臨床医や研究者に採用されている」という実績を持っている。

　最近わが国における発達障害への注目は，加速度的に進み，「発達障害ブーム」とも，診断バブルとも称されている[1]。発達障害を診る医療機関の予約状況は，そのときを待機する人達で溢れているという。また子どもたちに関する専門職のこの分野への関心も高い。

　しかし，その一方で，私は発達障害の診断が簡単ではない，という実感も持っている。特にADHDという診断は，行動面からの判断が求められているが，これが非常に難しい。その決して安易ではない，という思いを補強する意味で，私は『ADHD医学モデルへの挑戦』[2] という本を監修し，判断する作法の複雑さを示したくて『学校のなかのADHD』[3] という本を監修した。本書は，その意味でも延長線上にまちがいなく在る。

　診断をするうえで，信頼性と妥当性に優れたアセスメント技法が求められるのは当然である。代表的な手段は面接であり，行動観察である。次に心理学的検査がある。脳の画像診断や脳波検査といった生物学的アセスメントや神経科学的評価も活用できる。行動や認知状態を評価するうえでは，他者による評価が一定の基準で行われる必要がある。そのときに登場するのは，評価スケールであったり質問紙票である。

　ADHDの症状を評価するスケールは，すでに多数存在している。私が知る範囲でさえも，例えば，親が行うスケールとしては，ADHD Rating Scale-IV 以外にも，子どもの行動チェックリスト (Child Behavior Checklist, CBCL)，子どもの行動評価システム (Behavior Assessment System for Children, BASC)，コナーズの改訂版親用評価スケール (Conners Parent Rating Scale-Revised, CPRS-R) などがあり，さらに家庭での注意と集中を測定す

る家庭状況質問票（Home Situations Questionnaire, HSQ）や改訂版家庭状況質問票（Home Situations Questionnaire-Revised, HSQ-R）がある。一方で教師が行うものとしては，ADHD Rating Scale-IV 以外に，子どもの行動チェックリスト：教師報告フォーム（Child Behavior Checklist–Teacher Report Form, CBCL-TRF），コナーズの改訂版教師用評価スケール（Conners Teachers Rating Scale-Revised, CTRS-R），社会スキル評価システム（Social Skills Rating System），社会生活能力・学校適応スケール（Walker-McConnell Scale of Social Competence and School Adjustment）などがある。自己報告用の評価スケールでも，青少年用自己報告票（Child Behavior Checklist–Youth Self-Report, CBCL-YSR），コナーズ／ウェルズ思春期自己評価尺度（Conners/Wells Adolescent Self-Report of Symptoms, CASS），ウェンダー・ユタ評価尺度（Wender Utah Rating Scale, WURS）や，コナーズ成人 ADHD 評価尺度（Conners Adult ADHD Rating Scale, CAARS）などがある。

　しかし，現在の日本では，CBCL，CBCL-TRF，CBCL-YSR 以外のスケールは使用できない。私はかつて，「わが国におけるオリジナルな評価尺度あるいは，正規に翻訳権を獲得して日本版として標準化を図り，使用に堪えられるものを開発作成することが急務であろうと思われる」と述べ，その時期を待望していた。同時に「それまでの間，わが国では，知的所有権に関する意識が一般に希薄なため，特に安易な方法で各種評価尺度を使用することのないよう留意する必要がある」と主張したことがある[4]。

　本書出版のそもそもの始まりは，本書の共同監修者である市川先生とある席でお会いしたときの，「ADHD Rating Scale-IV が，使えるようになったらよいね」という立ち話から始まった。『ADHD 医学モデルへの挑戦』，『学校のなかの ADHD』の 2 冊を刊行してくださった明石書店に相談したところ，本書の翻訳出版権を取得してくれた。私は急いで拙い英文の電子メールを DuPaul 博士に送った。すぐに「刊行を待ち，同時に日本であなたたちが翻訳した ADHD Rating Scale-IV を心理測定学的に正しく検証することを期待する」という短い返事が届いた。さらに日本語版への序文を，厚かましくもお願いしたところ，こちらもすぐに原稿をいただくことができた。優れた研究者は，仕事が極めて早く正確であるということを，私は実感した。

　結局日本語版への序文の日付を大幅に過ぎながら，本書は世に出た。

　DuPaul 博士が書いてくれた日本語版の序文からは，博士が ADHD Rating Scale-IV をとても大切にしておられることが伝わってくる。同時に，「臨床医にとって重要な点は，絶対に ADHD Rating Scale-IV のスコアのみで ADHD を診断しないこと」と，あえて記述した部分に，DuPaul 博士の臨床姿勢の一端を垣間見ることができた。これは，おそらくは私たちに呈した苦言，と理解しておきたい。

　本書は，翻訳者である坂本律さんにより，とても正確かつ丁寧に翻訳していただきました。それを基に，田中と市川がすべての文章を原著と突き合わせて点検し必要な改正

を続けました。また一部，評価上とても大切な部分でありながら，原著の記述につじつまが合わないところや，図表の正しい数値をめぐり，DuPaul 博士に直接確認したところがあります。一部は原著のタイプミスであり，一部は正しい数値を改めてご教示いただくことができました。

　何度も原稿を読み返し，三者で修正案をやりとりしながら，これまでのどの翻訳監修よりも迅速に作業を進めることができたのは，坂本さんの翻訳家としての卓越した技能と本書を一日も早く出版し，すぐに日本で使用したいという田中と市川の思いと，明石書店編集部の小林智之さんの熱意によるものと自負しています。出版とほぼ同時に，私たちは，臨床場面で使用できるよう，日本版としての標準化を図る予定です。

　本書を手にとって読まれた方に 2 つお願いがあります。ひとつは，本書付録にある「ADHD 評価スケール」を，急ぎ診断するためには使用しないでほしいということです。DuPaul 博士の「臨床医にとって重要な点は，絶対に ADHD Rating Scale-IV のスコアのみで ADHD を診断しないこと」という言葉を遵守したいと思います。私たちは，こうしたチェック項目だけがひとり歩きしてしまうことをとても恐れています。もうひとつは訳語に関することです。今回，特に統計用語については，できる限り先行訳を調べ，かなり時間をかけて点検しましたが，不備な面が多々あるかと思います。お気づきの点がございましたら，是非，ご指摘，ご教示いただきますよう，お願いいたします。

　正しい評価が，正しい対応をうむことを願い信じて

2008 年 4 月

田中康雄

引用文献

1) 高岡 健著『やさしい発達障害論』批評社，2007 年
2) R. S. Neven, V. Anderson, T. Godber. *Rethinking ADHD: Integrated Approaches to Helping Children at Home and at School.* Allen & Unwin, Australia, 2002.（田中康雄監修，森田由美訳『ADHD 医学モデルへの挑戦――しなやかな子どもの成長のために』明石書店，2006 年）
3) G. J. DuPaul, G. D. Stoner. *ADHD in the Schools: Assessment and Intervention Strategies,* 2nd ed. Guilford School Practitioner Series, Guilford Press, 2003.（田中康雄監修，森田由美訳『学校のなかの ADHD――アセスメント・介入方法の理論と実践』明石書店，2005 年）
4) 田中康雄著「質問紙法による AD/HD 症状の評価」，齋藤万比古・渡部京太編『改訂版　注意欠陥／多動性障害―AD/HD―の診断・治療ガイドライン』じほう，2006 年

ADHD-RS スコアシート（日本版）について

はじめに

「出版とほぼ同時に，私たちは，臨床場面で使用できるよう，日本版の標準化を図る予定です」と本訳書あとがきに記してから8年の年月が過ぎてしまいました。この間，多くの医療・教育・福祉の関係者の方々から，ご連絡をいただきながら，十分にお答えすることが出来ませんでした。深くお詫びいたします。

これまでは，本訳書p87.88.90.91の評価スケールを参考データとして活用されていたわけですが，このたび，日本ADHD学会評価スケール作成委員会（旧・日本AD/HD研究会評価スケール作成委員会）の全面的協力を得て実施した調査をもとに，ADHD-RSのスコアシートが完成しましたので，本訳書に経過と結果を公表させていただきます。

調査研究

1．目的

これまで本訳書にはDuPaul,G.J.らの大規模調査から得た評価スケールとスコアシートが掲載されていますが，日本版のスコアシートはありませんでした。

厚生労働省精神・神経疾患研究委託費による研究班を母胎として2003年に発刊された「注意欠陥／多動性障害-AD/HD-の診断・治療ガイドライン」には，ADHD Rating Scale-IVを研究目的のみで使用することを前提に本訳書の評価スケールが翻訳され，ADHD RS-IV-Jとして2001年に調査されました[7]。その結果，ADHD RS-IV-Jは，評価者間信頼性と，「ビデオ・トレーニングを受けた12名の評価者が，AD/HD群〈26例；男児23例，女児3例〉と比較群（非AD/HDで重篤な精神神経疾患を有していない子ども11例；男児6例，女児5例）」についての群間比較などが検討され，「AD/HDの有効かつ信頼性の高い評価尺度」であることが確認されました[7]。この先行研究は，年齢を6～8歳，9～11歳，12～15歳の3群に分けて集計しており，単純に本訳書の結果と比較できるものではありませんが，「わが国の標準値が米国の標準値より低い傾向にある」[6]という重要な指摘がなされておりました。

本訳書が2008年に翻訳刊行されたことで，著作権料は発生しますが，日本版の評価スケールが広く使用できることになりました。次は，先行研究でも触れているように，わが国のスコアシートを一刻もはやく世に出すことでした。

2．対象・方法

　日本 AD/HD 研究会評価スケール作成委員会（現在は日本 ADHD 学会評価スケール作成委員会）の委員の協力を得て，全国の保育園，幼稚園，小学校，中学校，高等学校に対して ADHD-RS 調査を依頼しました。

　調査実施に際しては，筆者の一人である田中が当時所属していた北海道大学大学院教育学研究院研究倫理委員会の「人間を対象とする研究審査」の承認を得ております。具体的には，家庭と保育・教育現場へ書面による十分な説明と書面による同意署名を得て実施ししました。調査票は対象児童の年齢と性別だけを表記するもので，それ以外の個人情報は無記名とし，署名確認文書は，調査解析終了後にシュレッダーですべて廃棄しました。

3．調査手順

　調査は ADHD-RS 家庭版と学校版の一次調査（調査 I，II）と再テスト（調査 III，IV）を実施しました。

1）調査 I（家庭版の調査）
①調査依頼と実施

　協力依頼先の学校に調査依頼書を郵送し，受諾後に担当保育士，教師らが，協力クラスの全児童の家庭に封筒にいれた調査票一式を一斉配布しました。調査票一式の内容は，調査依頼書および実施要領，家庭版 ADHD-RS 評価スケール，返送用封筒で，1名ずつ封筒に入れてあるものを配布してもらいました。

②調査用紙の回収

　各保護者がそれぞれ個別に記入し，事務局へ直接返送いただき，それをもって説明と同意を確認したこととしました。

2）調査 II（学校版の調査）
①調査依頼と実施

　協力依頼先の学校に調査依頼書を郵送し，受諾後に担当保育士，教師へ調査票一式を配布しました。調査票一式の内容は，調査依頼書および実施要領，学校版 ADHD-RS 評価スケール，返送用封筒，協力クラスの人数分の調査協力同意確認書および説明文です。

②調査協力の同意確認と対象者の選択

　各家庭に協力同意書を配布し，配布後1週間以内に，同意が確認できた家庭の児童生徒を協力生徒とし，そのなかから出席番号が小さい方と大きい方の両端の各2名を選出するという系統抽出法に基づき，生徒4名（男女各2名）を抽出し調査対象者としました。生徒数を各クラス4名としたのは，回答する教師の負担を出来るだけ軽減するためです。

③調査用紙の回収

　この4名について，各担任の意志で，それぞれ個別に記入し，事務局へ直接，返送いただくことで，職員への説明と同意を確認したこととしました。

3）調査Ⅲ，Ⅳ（学校版・家庭版の再テスト）

再テスト調査であるため，調査Ⅰ，Ⅱに準拠した手順で1回目の調査を行い，4週間の期間を空けて同一対象者に対して，調査Ⅰ，Ⅱに準拠した手順で2回目の調査を実施しました。

4．調査時期と回収率

調査Ⅰ，Ⅱは2009年2月〜2010年1月まで，調査Ⅲ，Ⅳは2010年3月〜2010年7月末日までを調査時期としました。

回収率は，調査Ⅰの家庭版では10489人に依頼し2364人の回収（23%）を，調査Ⅱの学校版では10627人に依頼し751人の回収（7%）を得ました。調査Ⅲ，Ⅳでは530人に依頼し，家庭版の1回目回収が142人（27%），2回目回収が116人（22%），学校版では1回目回収が63人（12%），2回目回収が59人（11%）でした。

5．解析方法

1）不注意，多動性・衝動性，合計スコアについて，男女別，年齢区分別に例数，平均値，標準偏差および各スコアのパーセント点（%点，%値）を算出し，これを標準データとしました。パーセント点の推定は，平均化を伴う経験分布関数を用いる方法[3]により，最終的に作成した年齢別のスコアシートの標準データは本訳書に準じて四捨五入した整数値で作成しました。また標準偏差は標本標準偏差値です。

2）年齢区分は，本訳書に準じて5〜7歳，8〜10歳，11〜13歳，14〜18歳に設定しました。

3）カットオフポイントも本訳書に準じて80，90，93，98パーセント点の4つを設定しました。なお，qパーセント点とは，計測値を昇順に並べて小さいほうから数えてq%目に位置する値であることを意味します。例えば，80パーセント点は80パーセント目に位置する値ということです。カットオフポイントとして設定した80，90，93，98パーセント点それぞれの95%信頼区間を，スコアの分布を仮定しないノンパラメトリックな方法[3]で推定しました。

4）本調査対象の家庭版および学校版の男女の不注意，多動性・衝動性，合計スコア分布の平均値が，本訳書で報告されている平均値と等しいか否かについては，1サンプルのt検定により比較を行いました。検定の有意水準は両側5%としました。

5）再テストの1回目のデータを使用し，家庭版，学校版ごとに内部一貫性を検証するためにCronbachのα係数を算出しました。

6）再テストにおける信頼性については，家庭版，学校版ごとに1回目のデータおよび4週間の間をあけた2回目のデータを使用し，Pearsonの積率相関係数を算出しました。

7）パーセント点とその95%信頼区間の解析にはSAS ver.9.4（proc univariate）[3]を用いま

した。スコア分布の平均値についての1サンプルのt検定はPASWStatistics18.0（SPSS Inc.）を，内部一貫性と再テストにおける信頼性の解析はSAS Release 9.1.3（9.1 TS1M3）（SAS Institute Inc.）を使用しました。

6．解析対象症例とデータの取り扱い

①調査Ⅰ・Ⅱおよび調査Ⅲ・Ⅳの1回目が回収された3,235例のうち，性別・年齢が未記入19例，対象外の年齢（3歳以下，19歳以上）21例，ADHD-RS評価スケールの記載不備10例を除外した3,185例（家庭版2411例／学校版774例）を，解析対象としました。また本訳書における年齢構成で評価する場合は4歳（家庭版46例／学校版14例）も除外しました。

②複数のスコアに記載がある場合は値の大きい方を採用しました。

③18項目の質問のうち，未記入が1項目の場合は「0」で補填し，不注意，多動性・衝動性，合計スコアを算出しました。2つ以上未記入がある場合は補填せず，解析から除外しました。

④再テストの場合，性別，年齢が1回目と2回目で記入が異なる場合は，1回目の記入を優先して採用しました。1回目が未記入で2回目に記入がある場合は，2回目に記入された値を補填しました。

結果

1．標準データの作成

不注意，多動性・衝動性，合計スコアについて，男女別，年齢区分別に例数，平均，標準偏差およびカットオフポイントに設定した各スコアのパーセント点および各パーセント点毎にそれぞれの95%信頼区間を表1，2に示しました。

家庭版および学校版の男女の不注意，多動性・衝動性，合計スコアの平均値について，本訳書の平均値との比較を1サンプルのt検定により行ったところ，家庭版の女児の不注意において，5～7歳（t＝-.949, p＝0.343），8～10歳（t＝-1.934, p＝0.054）で有意差がないという結果以外は，家庭版，学校版の男女において，P<.001で有意差が認められました。平均値の差から，われわれのデータのほうが低い数値でした。

なお，表2の学校版のデータでは，男女別年齢区分別の98パーセント点の95%信頼区間の下限は推定値が得られませんでした。そのため95%信頼区間の下限の推定値が得られ，かつ98パーセント点に最も近いパーセント点であった96パーセント点の95%信頼区間の下限を表示しました。

2．内部一貫性と再テスト

再テストのデータを使用しての内部一貫性を検証しました。再テストの回収結果は，家庭版では，幼稚園・保育園（4～6歳）で1回目22名（男児15，女児7），2回目18名

(男児12，女児6），小学校（7～12歳）で1回目81名（男児45，女児36），2回目71名（男児38，女児33），中学校（13～15歳）で1回目28名（男児22，女児6），2回目18名（男児15，女児3），高校（16～18歳）で1回目11名（男児7，女児4），2回目9名（男児5，女児4）でした。学校版では幼稚園・保育園（4～6歳）で1回目，2回目とも20名（男児11，女児9），小学校（7～12歳）で1回目32名（男児18，女児14），2回目28名（男児15，女児13），中学校（13～15歳）で1回目，2回目とも5名（男児5），2回目18名（男児15，女児3），高校（16～18歳）で1回目，2回目とも6名（男児3，女児3）でした。

この1回目の家庭版合計141名，学校版合計63名のデータを使用し，内部一貫性の検証をするため，Cronbachのα係数を算出しました（表3）。

家庭版でのα係数は，合計スコアで0.93，不注意で0.91，多動性—衝動性で0.87とほぼ本訳書のデータ（それぞれが0.92, 0.86, 0.88）と比較しても同程度かそれ以上の数値でした。一方，学校版でのα係数は，合計スコアで0.89，不注意で0.85，多動性—衝動性で0.83と高値でしたが，本訳書のデータ（それぞれが0.94, 0.96, 0.88）よりはやや低い数値でした。

また，再テストにおける信頼性については，4週間の間をあけて実施した再テストで測定された家庭版合計115名，学校版合計59名のデータを使用し，Pearsonの積率相関係数を算出しました（表4）。

家庭版でのPearsonの積率相関係数は合計スコアで0.92，不注意で0.91，多動性—衝動性で0.89と本訳書のデータ（それぞれが0.85, 0.78, 0.86）と比較してもやや高値でした。一方，学校版でのPearsonの積率相関係数は，合計スコアで0.73，不注意で0.81，多動性—衝動性で0.69と，ややばらつきがあり，本訳書のデータ（それぞれが0.90, 0.89, 0.88）と比較して低値を示しました。

表 1 家庭版の ADHD-RS 評価スケール (DuPaul,G.L らの年齢構成で評価)

[男児]

年齢層	例数	不注意						多動性・衝動性						合計スコア				
		平均 標準偏差	80%値 〈95%信頼区間〉	90%値 〈95%信頼区間〉	93%値 〈95%信頼区間〉	98%値 〈95%信頼区間〉		平均 標準偏差	80%値 〈95%信頼区間〉	90%値 〈95%信頼区間〉	93%値 〈95%信頼区間〉	98%値 〈95%信頼区間〉		平均 標準偏差	80%値 〈95%信頼区間〉	90%値 〈95%信頼区間〉	93%値 〈95%信頼区間〉	98%値 〈95%信頼区間〉
5〜7歳	296	4.93 (4.65)	8.0 〈8〜9〉	11.0 〈10〜13〉	13.0 〈11〜15〉	17.0 〈16〜25〉		3.30 (4.06)	5.0 〈5〜7〉	9.0 〈8〜11〉	11.0 〈9〜12〉	16.0 〈12〜22〉		8.23 (8.11)	14.0 〈12〜16〉	19.0 〈17〜22〉	22.0 〈19〜27〉	32.0 〈27〜45〉
8〜10歳	320	5.01 (5.19)	8.0 〈8〜9〉	12.0 〈10〜15〉	14.0 〈12〜17〉	21.0 〈18〜23〉		2.55 (3.83)	4.0 〈3〜5〉	7.0 〈5〜10〉	9.0 〈7〜12〉	17.0 〈12〜21〉		7.56 (8.51)	12.0 〈10〜14〉	18.5 〈15〜23〉	23.0 〈19〜28〉	36.0 〈29〜42〉
11〜13歳	291	3.99 (4.66)	7.0 〈6〜8〉	10.0 〈9〜13〉	12.0 〈11〜16〉	17.0 〈16〜23〉		1.50 (2.81)	3.0 〈2〜3〉	5.0 〈4〜6〉	5.0 〈5〜8〉	11.0 〈8〜21〉		5.49 (6.86)	9.0 〈8〜12〉	15.0 〈13〜18〉	17.0 〈15〜23〉	26.0 〈23〜44〉
14〜18歳	302	3.92 (4.66)	7.0 〈6〜8〉	11.0 〈9〜12〉	12.0 〈11〜15〉	16.0 〈16〜22〉		1.13 (2.41)	2.0 〈1〜2〉	3.0 〈3〜4〉	4.0 〈3〜6〉	8.0 〈6〜22〉		5.05 (6.56)	9.0 〈7〜11〉	14.0 〈12〜16〉	15.0 〈14〜20〉	22.0 〈21〜43〉

[女児]

年齢層	例数	平均 標準偏差	80%値 〈95%信頼区間〉	90%値 〈95%信頼区間〉	93%値 〈95%信頼区間〉	98%値 〈95%信頼区間〉		平均 標準偏差	80%値 〈95%信頼区間〉	90%値 〈95%信頼区間〉	93%値 〈95%信頼区間〉	98%値 〈95%信頼区間〉		平均 標準偏差	80%値 〈95%信頼区間〉	90%値 〈95%信頼区間〉	93%値 〈95%信頼区間〉	98%値 〈95%信頼区間〉
5〜7歳	268	4.24 (4.61)	8.0 〈7〜8〉	10.0 〈9〜13〉	13.0 〈10〜15〉	16.0 〈15〜27〉		2.75 (3.79)	5.0 〈4〜5〉	7.0 〈6〜9〉	8.0 〈7〜10〉	16.0 〈13〜25〉		7.00 (7.87)	12.0 〈10〜14〉	17.0 〈14〜20〉	20.0 〈16〜26〉	30.0 〈28〜52〉
8〜10歳	327	3.65 (4.82)	7.0 〈6〜8〉	10.0 〈8〜11〉	11.0 〈10〜15〉	21.0 〈16〜24〉		1.61 (2.98)	3.0 〈2〜3〉	4.0 〈4〜5〉	5.0 〈4〜7〉	15.0 〈8〜19〉		5.27 (7.44)	9.0 〈8〜11〉	13.0 〈11〜15〉	15.0 〈13〜21〉	33.0 〈24〜42〉
11〜13歳	284	2.62 (3.72)	5.0 〈4〜6〉	7.0 〈6〜8〉	8.0 〈7〜10〉	17.0 〈10〜20〉		0.79 (1.65)	1.0 〈1〜2〉	2.0 〈2〜4〉	3.0 〈2〜4〉	6.0 〈4〜12〉		3.40 (5.07)	6.0 〈4〜7〉	9.0 〈8〜11〉	11.0 〈9〜13〉	22.0 〈13〜30〉
14〜18歳	277	2.32 (3.36)	4.0 〈3〜5〉	7.0 〈5〜9〉	8.0 〈7〜11〉	13.0 〈11〜16〉		0.57 (1.52)	1.0 〈1〜1〉	2.0 〈1〜2〉	2.0 〈2〜4〉	6.0 〈4〜11〉		2.89 (4.49)	5.0 〈4〜6〉	8.0 〈7〜11〉	10.0 〈8〜13〉	16.0 〈13〜27〉

表2 学校版のADHD-RS評価スケール（DuPaul,G.L らの年齢構成で評価）

【男児】

年齢層	例数	不注意 平均(標準偏差)	不注意 80%値〈95%信頼区間〉	不注意 90%値〈95%信頼区間〉	不注意 93%値〈95%信頼区間〉	不注意 98%値〈95%信頼区間〉	多動性・衝動性 平均(標準偏差)	多動性・衝動性 80%値〈95%信頼区間〉	多動性・衝動性 90%値〈95%信頼区間〉	多動性・衝動性 93%値〈95%信頼区間〉	多動性・衝動性 98%値〈95%信頼区間〉	合計スコア 平均(標準偏差)	合計スコア 80%値〈95%信頼区間〉	合計スコア 90%値〈95%信頼区間〉	合計スコア 93%値〈95%信頼区間〉	合計スコア 98%値〈95%信頼区間〉
5〜7歳	93	3.61 (4.65)	6.0 〈5〜9〉	10.0 〈8〜18〉	11.0 〈9〜21〉	21.0 〈10〜22〉	2.60 (3.83)	4.0 〈3〜7〉	10.0 〈5〜14〉	10.0 〈7〜15〉	15.0 〈10〜18〉	6.22 (7.61)	10.0 〈7〜17〉	19.0 〈14〜25〉	21.0 〈17〜32〉	32.0 〈20〜33〉
8〜10歳	97	4.21 (5.97)	6.0 〈5〜13〉	16.0 〈7〜20〉	18.0 〈11〜21〉	21.0 〈17〜26〉	2.51 (4.62)	4.0 〈2〜6〉	9.0 〈4〜17〉	10.0 〈6〜18〉	18.0 〈9〜24〉	6.71 (9.98)	11.0 〈7〜19〉	19.0 〈12〜33〉	26.0 〈16〜38〉	39.0 〈21〜50〉
11〜13歳	93	3.89 (5.64)	7.0 〈5〜10〉	14.0 〈8〜20〉	14.0 〈10〜23〉	23.0 〈14〜25〉	2.13 (4.45)	4.0 〈2〜6〉	6.0 〈4〜19〉	8.0 〈6〜20〉	20.0 〈6〜22〉	6.02 (9.28)	11.0 〈7〜14〉	20.0 〈12〜36〉	22.0 〈14〜38〉	38.0 〈21〜42〉
14〜18歳	89	2.25 (4.00)	4.0 〈2〜7〉	8.0 〈6〜11〉	10.0 〈7〜22〉	15.0 〈8〜22〉	0.93 (2.44)	1.0 〈1〜2〉	2.0 〈1〜5〉	4.0 〈2〜15〉	14.0 〈2〜15〉	3.18 (6.14)	5.0 〈3〜11〉	11.0 〈6〜15〉	11.0 〈11〜37〉	29.0 〈11〜37〉

【女児】

年齢層	例数	不注意 平均(標準偏差)	不注意 80%値〈95%信頼区間〉	不注意 90%値〈95%信頼区間〉	不注意 93%値〈95%信頼区間〉	不注意 98%値〈95%信頼区間〉	多動性・衝動性 平均(標準偏差)	多動性・衝動性 80%値〈95%信頼区間〉	多動性・衝動性 90%値〈95%信頼区間〉	多動性・衝動性 93%値〈95%信頼区間〉	多動性・衝動性 98%値〈95%信頼区間〉	合計スコア 平均(標準偏差)	合計スコア 80%値〈95%信頼区間〉	合計スコア 90%値〈95%信頼区間〉	合計スコア 93%値〈95%信頼区間〉	合計スコア 98%値〈95%信頼区間〉
5〜7歳	91	1.74 (2.64)	3.0 〈2〜5〉	5.0 〈3〜10〉	7.0 〈4〜12〉	12.0 〈6〜12〉	0.96 (2.23)	1.0 〈1〜3〉	3.0 〈2〜7〉	4.0 〈3〜9〉	9.0 〈3〜16〉	2.69 (4.40)	4.0 〈3〜7〉	7.0 〈5〜14〉	9.0 〈7〜21〉	21.0 〈7〜28〉
8〜10歳	103	1.87 (4.22)	3.0 〈1〜6〉	6.0 〈5〜9〉	7.0 〈6〜18〉	18.0 〈7〜23〉	1.08 (3.97)	1.0 〈0〜1〉	2.0 〈1〜5〉	3.0 〈1〜19〉	19.0 〈2〜26〉	2.95 (7.61)	3.0 〈2〜7〉	9.0 〈5〜13〉	9.0 〈7〜39〉	39.0 〈9〜42〉
11〜13歳	105	1.47 (3.29)	2.0 〈1〜4〉	5.0 〈3〜9〉	6.0 〈4〜13〉	13.0 〈6〜21〉	0.51 (1.98)	0.5 〈0〜1〉	1.0 〈0〜1〉	1.0 〈1〜6〉	6.0 〈1〜18〉	1.98 (4.84)	3.0 〈1〜6〉	6.0 〈4〜11〉	8.0 〈6〜15〉	14.0 〈7〜39〉
14〜18歳	89	1.94 (4.43)	4.0 〈1〜5〉	5.0 〈4〜10〉	6.0 〈5〜26〉	26.0 〈5〜26〉	0.78 (3.01)	1.0 〈0〜1〉	2.0 〈1〜5〉	2.0 〈1〜25〉	12.0 〈2〜25〉	2.72 (7.18)	4.0 〈2〜6〉	7.0 〈5〜11〉	8.0 〈6〜51〉	38.0 〈7〜51〉

表3 再テストのデータを使用しての内部一貫性

【家庭版】 n=141

項目	内部一貫性 α係数
不注意	0.91
多動性－衝動性	0.87
合計スコア	0.93

【学校版】 n=63

項目	
不注意	0.85
多動性－衝動性	0.83
合計スコア	0.89

表4 再テストのデータを使用しての信頼性

【家庭版】 n=115

項目	Personの 積率相関係数
不注意	0.91
多動性－衝動性	0.89
合計スコア	0.92

【学校版】 n=59

項目	
不注意	0.81
多動性－衝動性	0.69
合計スコア	0.73

3．日本版ADHD-RSスコアシートについて

以上の経過から本訳書の年齢区分に準じた日本版ADHD-RSスコアシートを作成しました（表5〜8）。

4．本研究のリミテーション

ここに，ようやく日本版ADHD-RSスコアシートを公表することができました。

しかし，本調査研究においいては，いくつかのリミテーションが存在します。

①本訳書におけるADHD-RS評価スケールの18項目の翻訳について

評価尺度の翻訳にはバックトランスレーションが一般的に推奨されております。しかし，本訳書ではこの手順を行っておりません。これは大きなリミテーションとすべきです。ただ，そもそも原著のADHD Rating Scale-IVの各項目の英文はDSM-IV-TRの英文から「often」を除いた以外はほとんど同じ文章です。さらに「ADHD Rating Scale-IVで採用した18項目は，簡潔さを重視しつつも，DSM-IVの診断基準を極力反映させている」ものです。われわれ監修者は，すでにある「DSM-IV-TR精神疾患の診断・統計マニュアル新訂版」の日本語訳を参考にしたほうが混乱は少ないと判断しました。本来バックトランスレーションの最大の利点は誤訳を避けることにあります[4]。その意味では，今回の18項目の質問の翻訳にバックトランスレーションの必要性はそれほど高いものではないと考えています。しかし，翻訳された質問紙を用いて，本調査対象集団と同様の被調査集団について言語的認識（文化的適応）の予備検討も行っていませんので，スコアへのこの影響は未知であると言えましょう。

②サンプルサイズについて

実施可能な調査対象を考えると，計画の段階で分位点の精度を保証できるようなサンプルサイズの設計は困難でした。これもリミテーションです。

③ 95%信頼区間の呈示

　入手可能なデータ数で保証できる精度として各分位点の両側95%信頼区間を示しました。われわれは本訳書のデータでは検討していないカットオフポイントとして設定した80, 90, 93, 98パーセント点それぞれの95%信頼区間を，スコアの分布を仮定しないノンパラメトリックな方法で推定しました。その結果，学校データの98パーセント点の95%信頼区間下限はサンプル数が少ないため推定不可であったので，98パーセント点に最も近く推定可能であった96パーセント点の95%信頼区間下限を算出しています。論理的に，98パーセント点の95%信頼区間下限は96パーセント点の95%信頼区間下限以上であるから，表2における98パーセント点の95%信頼区間表示は実際よりも下側に広くなっているといえます。今回のわれわれの結果において，このリミテーションは明記しておかねばなりません。

④ 回収率について

　本研究では回収率が著しく低値でした。これは本調査が子どもの行動評価というデリケートなものであるため，協力依頼先では，協力可能上限の数値で調査票一式を希望されながら，実際には担当保育士，教師が個々に家庭に丁寧に説明依頼して同意確認のもとで実施したことで，結果的に回収数しか配布していないとことも少なくありませんでした。また学校での評価に同意されない家庭も多く，それが学校での回収率の低下に影響しているとも思われます。

⑤ 内部一貫性と信頼性の結果から

　周知のように内部一貫性とは，尺度の各項目の反応に一貫性をみてその信頼性をみるものです。一応の目安としてα係数が0.8以上であれば内的整合性は十分といえると言われています[8]。それによれば，家庭版では信頼性が高いことが明らかとなり，学校版でも十分に信頼性に値する結果を得たとい言えます。

　一方で再テストの信頼性では，家庭版で高く学校版で低いという結果を得ました。これは4週間という1回目と2回目の評価期間のなかで，家庭のほうが変化を感じにくく，学校では行事やクラスの雰囲気といった日々変化する生活環境のなかで子どもを評価するため，家庭よりも学校での評価，判断に揺れが生じやすくなる可能性も否定できないと考えます。また家庭版（n = 115）に比べ学校版（n = 59）の例数が少ないというリミテーションも指摘しておくべきでしょう。

　信頼性は高いと思われるADHD-RS評価スケールですが，評価する時期，環境状況などによっては評価に変動が生じる可能性があるといってよいかもしれません。

⑥ DSM-5との関係について

　周知の通り，2013年にDSM-5[2]が刊行されましたが，ADHDに関してはDSM-IV-TR[1]の症状項目内容に大きな変化はありません。訳語はDSM-IV-TR[1]と若干異なるものになってはいますが，まだ現状のADHD評価スケールが臨床的には活用できると思われます。

おわりに

　今回の調査では，上記したリミテーションを十分に踏まえたうえで，日本版のADHD-RS評価スケールは有効かつ信頼性の高いスケールと判断してよいのではないかと思われます。特に，われわれの調査で得た標準値は，原著の標準値と比べ約5〜10点低く，米国の数値とに差違があることが明らかとなりました。その意味では，今回の調査で得た日本版ADHD-RSスコアシートには一定の価値があると思われます。

　その活用に際しては改めて本訳書に記された「臨床医にとって重要な点は，絶対にADHD Rating-Scale-IVのスコアのみでADHDを診断しないこと」という日本語版への序を忘れないようにしたいと思います。

2016年4月

田中康雄　こころとそだちのクリニック　むすびめ
市川宏伸　東京都立小児総合医療センター
小野和哉　東京慈恵会医科大学　精神医学講座
（当時の所属、現在、聖マリアンナ医科大学神経精神科　特任教授）

本論は，精神医学　資料「ADHD-RS評価スケールの日本版標準化に向けて」[6]を元に加筆修正したものです。

追記

　本研究の一部は，財団法人精神・神経科学振興財団より平成20年度調査研究助成をいただき実施しました[5]。

謝辞

　冒頭で述べたように，本訳書に日本版ADHD-RSスコアシートを掲載することが，われわれにとっては，本書刊行当時からの責務の一つでした。次の責務は本訳書第5章に示されているカットオフスコアの選択となるでしょう。それによって，ADHD-RS評価スケールが臨床現場における有用性が明確になるはずです。この調査にも日本ADHD学会評価尺度検討委員会は対応する予定です。

　この調査は，日本AD/HD研究会評価スケール作成委員会（現在日本ADHD学会評価尺度検討委員会）のご協力により全国的規模の調査を実施することができました。委員のみなさまに感謝申し上げます。また調査開始時の日本AD/HD研究会および現在の日本

ADHD学会からは，調査開始当時より今回の報告にわたるまでご支援をいただきました。感謝申し上げます。

本調査の統計処理は，当時北海道大学大学院教育学研究院附属子ども発達臨床研究センターの研究支援員であった渡辺七恵氏の献身的なご協力により多くの知見を整理することができました。感謝申しあげます。

最後に，本論における統計については，東京慈恵会医科大学臨床研究支援センター西川正子教授に全体を通し誠に有益かつ重要なご指摘，ご助言，ご指導を賜りました。また，原著データでは検討していないカットオフポイントとして設定した80，90，93，98パーセント点それぞれの95%信頼区間を，スコアの分布を仮定しないノンパラメトリックな方法で推定していただき，学校データにおけるリミテーションも明らかにしてくださいました。深謝いたします。

利益相反

本研究に関する費用は上記助成金で実施し，標準データを作成し内部一貫性と信頼性の解析を行いましたが，日本版ADHD-RSスコアシートを作成するうえでは日本ADHD学会評価尺度検討委員会に一部負担いただきました。

評価尺度検討委員会の運営費用を日本イーライリリー株式会社，ヤンセンファーマ株式会社に一部負担いただいております。

表5 ADHD-RS 評価スケール：家庭版 男児用スコアシート

ADHD-RS 評価スケール：家庭版
男児用スコアシート

子どもの名前＿＿＿＿＿＿＿＿＿＿＿＿＿＿＿　日付＿＿＿＿＿＿　年齢＿＿＿＿＿＿

% 値	HI 5-7	HI 8-10	HI 11-13	HI 14-18	IA 5-7	IA 8-10	IA 11-13	IA 14-18	合計 5-7	合計 8-10	合計 11-13	合計 14-18	% 値
99+	20	19	16	15	20	23	21	22	36	40	31	37	99+
99	20	18	16	10	20	23	21	21	36	39	31	29	99
98	16	17	11	8	17	21	17	16	32	36	26	22	98
97	14	13	8	7	16	19	17	16	28	30	23	21	97
96	12	12	7	6	15	18	15	15	27	28	22	19	96
95	12	12	6	5	14	17	14	13	24	27	20	17	95
94	11	10	6	5	14	16	13	12	22	25	18	16	94
93	11	9	5	4	13	14	12	12	22	23	17	15	93
92	10	9	5	4	13	14	12	11	21	21	16	14	92
91	10	8	5	4	12	13	11	11	21	19	15	14	91
90	9	7	5	3	11	12	10	11	19	19	15	14	90
89	9	6	4	3	11	11	9	10	19	17	14	13	89
88	8	6	4	3	10	11	9	10	19	17	14	12	88
87	8	6	4	3	10	10	9	9	17	15	13	12	87
86	7	5	4	2	10	10	9	9	17	15	13	11	86
85	7	5	3	2	9	10	9	8	16	14	12	11	85
84	7	5	3	2	9	9	8	8	15	14	12	11	84
80	5	4	3	2	8	8	7	7	14	12	9	9	80
75	5	3	2	1	8	8	6	6	12	10	8	7	75
50	2	1	0	0	4	3	2	2	6	5	3	3	50
25	0	0	0	0	1	1	0	0	2	1	1	0	25
10	0	0	0	0	0	0	0	0	0	0	0	0	10
1	0	0	0	0	0	0	0	0	0	0	0	0	1

*　HI＝多動性－衝動性，IA＝不注意

表6 ADHD-RS 評価スケール：家庭版 女児用スコアシート

ADHD-RS 評価スケール：家庭版
女児用スコアシート

子どもの名前＿＿＿＿＿＿＿＿＿＿＿＿＿＿＿　日付＿＿＿＿＿＿＿　年齢＿＿＿＿＿＿＿

%値	HI 5-7	HI 8-10	HI 11-13	HI 14-18	IA 5-7	IA 8-10	IA 11-13	IA 14-18	合計 5-7	合計 8-10	合計 11-13	合計 14-18	%値
99+	20	18	8	9	20	23	19	14	33	41	26	24	99+
99	20	17	8	9	20	23	19	14	33	39	26	24	99
98	16	15	6	6	16	21	17	13	30	33	22	16	98
97	13	9	5	4	15	17	12	12	28	26	17	14	97
96	10	7	4	3	15	15	10	11	26	21	13	13	96
95	10	6	4	3	14	13	10	9	22	18	12	13	95
94	9	5	4	3	13	12	8	9	20	16	11	11	94
93	8	5	3	2	13	11	8	8	20	15	11	10	93
92	8	5	3	2	12	10	8	8	18	14	10	9	92
91	7	4	2	2	11	10	7	7	18	13	10	9	91
90	7	4	2	2	10	10	7	7	17	13	9	8	90
89	6	4	2	1	10	9	7	6	16	12	9	8	89
88	6	4	2	1	10	8	7	6	15	12	9	7	88
87	6	4	2	1	9	8	6	6	14	11	8	7	87
86	6	4	2	1	9	8	6	5	14	11	8	7	86
85	5	3	2	1	9	8	6	5	14	11	7	6	85
84	5	3	2	1	8	8	6	5	14	10	7	6	84
80	5	3	1	1	8	7	5	4	12	9	6	5	80
75	4	2	1	0	7	6	4	3	10	8	4	4	75
50	2	0	0	0	3	2	1	1	5	2	2	1	50
25	0	0	0	0	0	0	0	0	1	0	0	0	25
10	0	0	0	0	0	0	0	0	0	0	0	0	10
1	0	0	0	0	0	0	0	0	0	0	0	0	1

* HI＝多動性－衝動性，IA＝不注意

表7 ADHD-RS 評価スケール：学校版 男児用スコアシート

ADHD-RS 評価スケール：学校版
男児用スコアシート

子どもの名前＿＿＿＿＿＿＿＿＿＿＿＿＿＿＿　日付＿＿＿＿＿＿＿　年齢＿＿＿＿＿＿＿

%値	HI 5-7	HI 8-10	HI 11-13	HI 14-18	IA 5-7	IA 8-10	IA 11-13	IA 14-18	合計 5-7	合計 8-10	合計 11-13	合計 14-18	%値
99+	18	24	22	15	22	26	25	22	33	50	42	37	99+
99	18	24	22	15	22	26	25	22	33	50	42	37	99
98	15	18	20	14	21	21	23	15	32	39	38	29	98
97	14	18	19	6	18	21	20	13	25	38	36	18	97
96	13	18	17	5	14	20	18	11	24	35	34	15	96
95	11	17	14	5	14	20	17	10	22	33	27	14	95
94	11	10	8	5	11	18	15	10	22	31	25	12	94
93	10	10	8	4	11	18	14	10	21	26	22	11	93
92	10	10	7	4	10	17	14	10	20	22	22	11	92
91	10	9	6	2	10	17	14	8	20	21	21	11	91
90	10	9	6	2	10	16	14	8	19	19	20	11	90
89	7	6	6	2	9	13	11	7	17	19	17	11	89
88	7	6	6	2	9	12	10	7	17	18	14	11	88
87	6	6	5	2	8	11	10	6	16	16	13	9	87
86	5	5	5	2	8	8	8	6	15	14	13	9	86
85	5	5	5	2	8	8	8	6	15	14	13	8	85
84	5	5	4	1	8	8	8	6	14	13	12	6	84
80	4	4	4	1	6	6	7	4	10	11	11	5	80
75	3	2	2	1	5	6	6	3	9	8	9	3	75
50	1	0	0	0	2	2	1	0	3	3	1	0	50
25	0	0	0	0	0	0	0	0	1	0	0	0	25
10	0	0	0	0	0	0	0	0	0	0	0	0	10
1	0	0	0	0	0	0	0	0	0	0	0	0	1

＊　HI＝多動性－衝動性，IA＝不注意

表8 ADHD-RS 評価スケール：学校版 女児用スコアシート

ADHD-RS 評価スケール：学校版
女児用スコアシート

子どもの名前_____ 日付_____ 年齢_____

%値	HI 5-7	HI 8-10	HI 11-13	HI 14-18	IA 5-7	IA 8-10	IA 11-13	IA 14-18	合計 5-7	合計 8-10	合計 11-13	合計 14-18	%値
99+	16	26	18	25	12	23	21	26	28	42	39	51	99+
99	16	24	6	25	12	23	13	26	28	42	15	51	99
98	9	19	6	12	12	18	13	26	21	39	14	38	98
97	7	5	3	5	10	13	10	14	14	26	13	19	97
96	4	5	3	5	9	9	9	10	10	13	11	11	96
95	4	4	2	2	7	8	8	8	10	10	10	10	95
94	4	3	2	2	7	8	8	6	10	10	9	8	94
93	4	3	1	2	7	7	6	6	9	9	8	8	93
92	3	2	1	2	6	7	6	6	8	9	7	8	92
91	3	2	1	2	6	7	5	5	7	9	7	7	91
90	3	2	1	2	5	6	5	5	7	9	6	7	90
89	3	1	1	1	5	6	5	5	7	8	6	6	89
88	3	1	1	1	5	6	4	5	7	7	6	6	88
87	3	1	1	1	4	5	4	4	7	7	5	6	87
86	2	1	1	1	4	5	4	4	5	7	5	5	86
85	2	1	1	1	4	5	4	4	5	6	4	5	85
84	2	1	1	1	3	5	3	4	5	5	4	5	84
80	1	1	1	1	3	3	2	4	4	3	3	4	80
75	1	1	0	0	2	1	1	2	4	2	2	3	75
50	0	0	0	0	1	0	0	0	1	0	0	0	50
25	0	0	0	0	0	0	0	0	0	0	0	0	25
10	0	0	0	0	0	0	0	0	0	0	0	0	10
1	0	0	0	0	0	0	0	0	0	0	0	0	1

* HI＝多動性－衝動性，IA＝不注意

引用文献

1）American Psychiatric Association 2000 Diagnostic and Statistical Manual of Mental Disorders, Fourth Edition, Text Revision: DSM-IV-TR, APA.（高橋三郎，大野裕，染矢俊幸（訳）DSM-IV-TR　精神疾患の診断・統計マニュアル新訂版，医学書院．2004）

2）American psychiatric association（2013）:Diagnostic and Statistical Manual of Mental Disorders: Dsm-5 ,Amer Psychiatric Pub.（日本精神神経学会監修（2014）：DSM-5 精神疾患の診断・統計マニュアル，医学書院）

3）BASE SAS（R）9.3 プロシジャガイド：統計プロシジャ
http://www.sas.com/offices/asiapacific/japan/service/help/webdoc/procstat/viewer.htm#titlepage.htm

4）福田由紀（2010）：心理学実験における材料翻訳手順の妥当性，法政大学文学部紀要（61），137-152.法政大学文学部

5）田中康雄（2011）：ADHD 評価スケール（ADHD-RS【DSM 準拠】）の標準化，信頼性・妥当性の検証　医学的診断の判別妥当性の検証,平成20年度　調査研究助成　財団法人　精神・神経科学振興財団　研究報告書

6）田中康雄，市川宏伸，小野和哉（2016）：ADHD-RS 評価スケールの日本版標準化に向けて：精神医学，58：317-326.

7）山崎晃資（2003）：ADHD RS-IV 日本語版：上林靖子，齊藤万比古，北道子編集，注意欠陥／多動性障害－ AD/HD －の診断・治療ガイドライン，p48-54，じほう．

8）米川和雄，山崎貞政（2010）：超初心者向け SPSS 統計解析マニュアル　統計の基礎から多変量解析まで，P116,北大路書房．

著者

ジョージ・J. デュポール（George J. DuPaul, Ph.D.）
ペンシルベニア州ベスレヘムにあるリーハイ大学の学校心理学の教授で，学校心理学プログラムのコーディネーターを務める。ADHD のアセスメントおよび治療に関する多数の著書があり，主な（共）著書に，『*ADHD in the Schools: Assessment and Intervention Strategies*』（『学校のなかの ADHD ——アセスメント・介入方法の理論と実践』明石書店，2005 年），教育ビデオ『*Assessing ADHD in the Schools*』『*Classroom Interventions for ADHD*』などがある。

トーマス・J. パワー（Thomas J. Power, Ph.D.）
ペンシルベニア州フィラデルフィアにある小児病院の子どもの海の家（Children's Seashore House）で ADHD／学校問題プログラムの副ディレクターと小児心理学部門のディレクター代理を兼務する。また，ペンシルベニア大学医学部小児科の学校心理学の准教授およびリーハイ大学の学校心理学の非常勤准教授として教鞭をとる。現在，*School Psychology Review* 誌の共同編集者を務めており，ADHD のアセスメントと治療に関する多数の著書を執筆している。

アーサー・D. アナストポウロス（Arthur D. Anastopoulos, Ph.D.）
ノースカロライナ大学グリーンズボロ校の心理学部准教授で，また子ども，青少年，大人を対象とした ADHD 専門のクリニックの所長も務めている。精力的に活動する研究者として学会で多くの発表を行う一方，ADHD を主題とした 35 以上の学術論文や著書がある。2001 年には，Shelton との共著で『*Assessing Attention-Deficit/Hyperactivity Disorder*』を出版している。

ロバート・リード（Robert Reid, Ph.D.）
ネブラスカ大学リンカーン校の特別支援教育およびコミュニケーション障害学部の准教授で，注意に関連した諸問題の治療および認知的方略の教示に関する研究に従事している。

監修者

市川宏伸（いちかわ・ひろのぶ）

1945年，さいたま市生まれ。医学博士・薬学修士。北海道大学医学部卒。東京都東村山福祉園医務科長，東京都立梅ヶ丘病院院長，東京都立小児総合医療センター顧問等を経て，（一社）日本児童青年精神医学会監事，（一社）日本自閉症協会会長，（一社）日本発達障害ネットワーク理事長，（社福）正夢の会理事長，強度行動障害医療研究会世話人代表など。

主な著書として，『発達障害の「本当の理解」とは』（金子書店，2014年），『発達障害　早めの気づきとその対応』（中外医学社，2012年），『専門医のための精神科リュミエール19　広汎性発達障害　責任編集（松下正明他総編集）』（中山書店，2010年），『図解　よくわかる大人のアスペルガー症候群　発達障害をつなぐ心を考える』（ナツメ社，2010年），『臨床家が知っておきたい「子どもの精神科」第2版』（医学書院，2010年），『発達障害の診断と治療』（診断と治療社，2009年），『日常臨床で出会う発達障害のみかた』（中外医学社，2009年），『子どもの表情・しぐさ・行動がちょっと変だなと思ったとき読む本』（主婦と生活社，2007年），『思春期のこころの病気──不登校，いじめ，キレる，ひきこもりなどに，どう対処すればよいか』（主婦の友社，2002年），『広汎性発達障害の子どもと医療』（かもがわ出版，2004年），『子どもの表情・しぐさ・行動がちょっと変だな？と思ったとき読む本』（主婦と生活社，2007年）。監修として，『これでわかる自閉スペクトラム症』（成美堂出版，2020年），『子どもと家族のためのADHDサポートブック』（成美堂出版，2022年），『発達障害のキーワードとキーポイント』（金子書店，2016年），『発達障害者支援の現状と未来図』（中央法規，2010年），『専門医に聞くアスペルガー症候群』（日本文芸社，2010年），『小・中学生の「心の病気」事典　気持ちがラクになる！　症状と原因がよくわかる』（PHP研究所，2009年），『AD/HD（注意欠陥／多動性障害）のすべてがわかる本』（講談社，2006年），『子どもの心の病気がわかる本』（講談社，2004年）。編集として，『ケースで学ぶ　子どものための精神看護』（医学書院，2005年），さらに共編として，『今日の精神疾患治療指針』（医学書院，2012年），『現代精神医学事典』（弘文堂，2011年），『自閉症治療スペクトラム──臨床家のためのガイドライン』（金剛出版，1997年），『知りたいことがなんでもわかる　子どものこころのケア──SOSを見逃さないために』（永井書店，2004年）。また，共監訳として，『児童青年精神医学大辞典』（西村書店，2012年），アリソン・マンデン他『ADHD注意欠陥・多動性障害──親と専門家のためのガイドブック』（紅葉誠一訳，東京書籍，2000年）。

田中康雄（たなか・やすお）

1958年，栃木県生まれ。児童精神科医・臨床心理士。獨協医科大学医学部卒。北海道内の精神科病院での勤務後，国立精神・神経センター精神保健研究所の児童・思春期精神保健部児童期精神保健研究室長，北海道大学大学院教育学研究院教授，同附属子ども発達臨床研究センター教授を経て，現在，医療法人社団倭会　こころとそだちのクリニックむすびめ院長。北海道大学名誉教授，日本児童青年精神医学会学会認定医。

主な著書として，『ADHDの明日に向かって　増補版』（星和書店，2004年），『軽度発達障害のある子のライフサイクルに合わせた理解と対応』（学習研究社，2006年），『軽度発達障害──繋がりあって生きる』（金剛出版，2008年），『支援から共生への道』（慶應義塾大学出版会，2009年），『つなげよう──発達障害のある子どもたちと私たちができること』（金剛出版，2010年），『もしかして私，大人の発達障害かもしれない!?』（すばる舎，2011年），『発達支援

のむこうとこちら』(日本評論社，2011 年)。監修として，『わかってほしい！気になる子』(学習研究社，2004 年)。また翻訳監修として，クリストファー・ギルバーグ『アスペルガー症候群がわかる本』(森田由美訳，2003 年)，ダイアン・M. ケネディ『ADHD と自閉症の関連がわかる本』(海輪由香子訳，2004 年)，エドナ・D. コープランド他編『教師のための LD・ADHD 教育支援マニュアル』(海輪由香子訳，2004 年)，ジョージ・J. デュポール他『学校のなかの ADHD』(森田由美訳，2005 年)，ルース・シュミット・ネーブン他『ADHD 医学モデルへの挑戦』(森田由美訳，2006 年)，トム・ハートマン『なぜ ADHD のある人が成功するのか』(海輪由香子訳，2006 年)，スティーブン・V. ファラオーネ『子どものメンタルヘルスがわかる本』(豊田英子訳，2007 年)，アーサー・E. ヨングスマ他著『臨床現場で使える思春期心理療法の治療計画』(西川美樹訳，2010 年)，ロバート・L. ヘンドレン編著『子どもと青年の破壊的行動障害――ADHD と素行障害・反抗挑戦性障害のある子どもたち』(松井由香訳，2011 年)，テレサ・ボーリック著『アスペルガー症候群と思春期――実社会へ旅立つ準備を支援するために』(丸山敬子訳，2012 年)，キャロル・グレイ他著『いじめの罠にさようなら　クラスで取り組むワークブック――安全な学校をつくるための子ども間暴力防止プログラム』(小川真弓訳，2013 年)，アラン・E. カズン著『子どもと青年の素行障害――診断・アセスメントから予防・治療まで』(吉田ちはる訳，2013 年)，アーサー・E. ヨングスマ他著『臨床現場で使える思春期心理療法の経過記録計画』(坂本律訳，2015 年)，アーサー・E. ヨングスマ他著『教育現場で使えるスクールカウンセラーとスクールソーシャルワーカーのための支援計画』(東眞理子訳，2015 年)，クリストファー・J. パトリック編『サイコパシー・ハンドブック』(松井由香他訳，2015 年)，スーザン・ヤング，ジェシカ・ブランハム著『大人の ADHD のアセスメントと治療プログラム――当事者の生活に即した心理教育的アプローチ』(石川ミカ訳，2015 年) が共に明石書店より刊行。

訳者
坂本　律（さかもと・りつ）
1966 年，名古屋市生まれ。米国サザン・コネチカット州立大学大学院心理学修士課程修了。マサチューセッツ州の自閉症児療育施設に勤務後，2003 年よりカナダのトロント市在住。心理測定の尺度，質問票，学術論文など心理学，教育学関係の翻訳をはじめ，ビジネス文書やニュース記事を含む幅広い翻訳，執筆活動を行う。

診断・対応のための ADHD 評価スケール
ADHD-RS【DSM 準拠】

チェックリスト，標準値とその臨床的解釈

❖

2008 年 5 月 31 日　初版第 1 刷発行
2022 年 12 月 20 日　初版第 10 刷発行

著　　者	ジョージ・J. デュポール
	トーマス・J. パワー
	アーサー・D. アナストポウロス
	ロバート・リード
監修者	市川宏伸
	田中康雄
訳　　者	坂本 律
発行者	大江道雅
発行所	株式会社 明石書店
	〒 101-0021　東京都千代田区外神田 6-9-5
	電　話　03（5818）1171
	ＦＡＸ　03（5818）1174
	振　替　00100-7-24505
	https://www.akashi.co.jp/
組版・装丁	明石書店デザイン室
印　　刷	株式会社文化カラー印刷
製　　本	本間製本株式会社

ISBN 978-4-7503-2799-0
Printed in Japan
（定価はカバーに表示してあります）

大人のADHDの
アセスメントと治療プログラム

当事者の生活に即した心理教育的アプローチ

スーザン・ヤング、ジェシカ・ブランハム［著］
田中康雄［監修］　石川ミカ［訳］

◎A5判／上製／400頁　◎3,800円

ADHDの症状は成人期になっても続く。本書は、ADHDの成人を自らの症状や機能障害に対処できるようにするため著者らが開発した心理教育的アプローチを治療の実例を交えながら紹介する、ADHDの成人を理解し支援するための実践的なマニュアルである。

●【内容構成】●

第Ⅰ部　予備知識、アセスメントおよび治療
- 第1章　序論
- 第2章　成人期のADHDのアセスメント
- 第3章　ADHDの治療

第Ⅱ部　中核症状
- 第4章　不注意と記憶の問題
- 第5章　時間の管理
- 第6章　問題解決
- 第7章　衝動性

第Ⅲ部　共存・関連する問題
- 第8章　社会的関係
- 第9章　不安
- 第10章　欲求不満と怒り
- 第11章　気分の落ち込みとうつ病
- 第12章　睡眠の問題
- 第13章　薬物乱用

第Ⅳ部　将来
- 第14章　将来に向けた準備

〈価格は本体価格です〉

ADHDと自閉症の関連がわかる本
ダイアン・M・ケネディ著 田中康雄監修 海輪由香子訳 ◎1800円

子どもと青年の素行障害 診断・アセスメントから予防・治療まで
アラン・E・カズン著 田中康雄監修 吉田ちはる訳 ◎2400円

読んで学べるADHDのペアレントトレーニング やさしい子育て
シンシア・ウィッタム著 上林靖子、中田洋二郎、藤井和子、井澗知美、北道子訳 ◎1800円

読んで学べるADHDの理解と対応 どうしてうちの子は落ち着きがないの?
サム・ゴールドスタイン、マイケル・ゴールドスタイン著 篠田晴男、高橋知音監訳 ◎1800円

むずかしい子を育てるペアレント・トレーニング 親子に笑顔がもどる10の方法
ジェド・ベイカー著 竹迫仁子訳 ◎1600円

おこりんぼうさんのペアレント・トレーニング 子どもの問題行動をコントロールする方法
野口啓示著 のぐちふみこイラスト ◎1800円

ワークブック アトウッド博士の〈感情を見つけにいこう〉① 怒りのコントロール
アスペルガー症候群のある子どものための認知行動療法プログラム
トニー・アトウッド著 辻井正次監訳 東海明子訳 ◎1200円

ワークブック アトウッド博士の〈感情を見つけにいこう〉② 不安のコントロール
アスペルガー症候群のある子どものための認知行動療法プログラム
トニー・アトウッド著 辻井正次監訳 東海明子訳 ◎1200円

学びの土台を作るためのワークブック 学校では教えてくれない 困っている子どもを支える認知機能強化トレーニング 自分でできるコグトレ①
宮口幸治編著 近藤礼菜著 ◎1800円

感情をうまくコントロールするためのワークブック 学校では教えてくれない 困っている子どもを支える認知ソーシャルトレーニング 自分でできるコグトレ②
宮口幸治著 宮口円シナリオ制作 ◎1800円

うまく問題を解決するためのワークブック 学校では教えてくれない 困っている子どもを支える認知ソーシャルトレーニング 自分でできるコグトレ③
宮口幸治編著 井阪幸恵著 ◎1800円

対人マナーを身につけるためのワークブック 学校では教えてくれない 困っている子どもを支える認知ソーシャルトレーニング 自分でできるコグトレ⑤
宮口幸治編著 井阪幸恵著 ◎1800円

学習障害がいのある児童・生徒のための外国語教育 その基本概念、指導方法、アセスメント、関連機関との連携
ジュディット・コーモス著 竹田契一監修 飯島睦美訳 ◎2800円

学習障害のある子どもが第2言語を学ぶとき 限局性学習困難の概念・アセスメント・学習支援
ジュディット・コーモスほか著 竹田契一監修 飯島睦美訳 ◎2500円

サイコパシー・ハンドブック
クリストファー・J・パトリック編 田中康雄監修 片山剛一、松井由佳、藪盛子、和田明希訳 ◎20000円

ラター 児童青年精神医学【原書第6版】
アニタ・タパー、ダニエル・パイン ほか編 長尾圭造、氏家武、小野善郎、吉田敬子監訳 ◎42000円

〈価格は本体価格です〉

ヴィゴツキー理論でのばす障害のある子どものソーシャルスキル
日常生活と遊びがつくる「発達の社会的な場」
アーラ・ザクレーピナ著　広瀬信雄訳
◎2400円

自閉症スペクトラム障害とアルコール
依存の始まりから回復まで
マシュー・ティンズリー、サラ・ヘンドリックス著
長尾早江子監修　呉みどりヶ丘病院翻訳チーム訳
田宮聡翻訳協力
◎2400円

自閉症スペクトラム障害とセクシュアリティ
なぜぼくは性的問題で逮捕されたのか
トニー・アトウッド、イザベル・エニック、ニック・ドゥビン著
田宮聡訳
◎2500円

性の問題行動をもつ子どものためのワークブック
発達障害・知的障害のある児童・青年の理解と支援
宮口幸治、川上ちひろ著
◎2000円

性問題行動のある知的障害者のためのワークブック[第2版]
「フットプリント」心理教育ワークブック
クリシャン・ハンセン、ティモシー・カーン著
本多隆司、伊庭千惠訳
◎2600円

性暴力被害とわたしの被害者を理解するワークブック
性問題行動のある知的・発達障害児者の支援ガイド
本多隆司、伊庭千惠著
◎2200円

心理教育教材「キックスタート、トラウマを理解する」活用ガイド
問題行動のある知的・発達障害児者を支援する
本多隆司、伊庭千惠著
◎2000円

発達相談と新版K式発達検査
子ども・家族支援に役立つ知恵と工夫
大島剛、川畑隆、伏見真里子、笹川宏樹、梁川惠、衣斐哲臣、菅野道英、宮井研治、大谷多加志、井口絹世、長嶋宏美著
◎2400円

精神力動的な視点を実践に活かすために
医療・保健・福祉・心理専門職のためのアセスメント技術を深めるハンドブック
近藤直司著
◎2000円

医療・保健・福祉・心理専門職のためのアセスメント技術を高めるハンドブック[第3版]
ケースレポートとケース記録の方法から
ケース検討会議の技術まで
近藤直司著
◎2000円

ワークで学ぶ 子ども家庭支援の包括的アセスメント
要保護・要支援・社会的養護児童の適切な支援のために
増沢高著
◎2400円

エピソードで学ぶ 子どもの発達と保護者支援
発達障害・家族システム・障害受容から考える
玉井邦夫著
◎1600円

家庭や地域における発達障害のある子のポジティブ行動支援PTR-F
子どもの問題行動を改善する家族支援ガイド
グレン・ダンラップほか著　神山努、庭山和貴監訳
◎2800円

家庭で育む しなやかマインドセット
能力や素質を成長させるシンプルなシステム
メアリー・ケイ・リッチ、マーガレット・リー著　上田勢子訳
◎2000円

保育の質を考える
安心して子どもを預けられる保育所の実現に向けて
近藤幹生、幸田雅治、小林美希編著
◎2300円

NGから学ぶ 本気の伝え方
あなたも子どものやる気を引き出せる！
宮口幸治、田中繁富著
◎1400円

〈価格は本体価格です〉